W0319301

Repetitorium der Histologie

2. Teil: Organe und Systeme

Dr. W. Tackmann

Alle Rechte vorbehalten

Wichtiger Hinweis:

Die Medizin befindet sich in einem ständigen Wandel, für die Richtigkeit der Angaben in diesem Repetitorium kann daher weder Gewähr noch Haftung übernommen werden. Dies gilt insbesondere für Angaben über Dosierungsanweisungen und Applikationsformen von Medikamenten.

Alle Rechte, insbesondere die der Übersetzung, des Nachdrucks, der Entnahme von Abbildungen, der Funksendung, der Widergabe auf photomechanischem oder ähnlichem Wege und der Speicherung in Datenverarbeitungsanlagen bleiben, auch bei nur auszugsweiser Verwertung, vorbehalten.

Auxilium-Repetitorium der Histologie,

Erstauflage 1961
1999 unveränderter Nachdruck
der 4. Auflage von 1991
ISBN 3-932723-01-5

Auxilium-Repetitorien
Postfach 41 02 21
12112 Berlin

Inhaltsverzeichnis

DIE KREISLAUFORGANE

Zu den Kreislauforganen gehören das HERZ, die BLUT- und LYMPHGEFÄSSE, sowie die BLUTBILDUNGSSTÄTTEN. Sie sind zu einer verzweigten Ringverbindung zusammengeschlossen, in der das Blut bzw. die Lymphe strömt. Alle diese Organe leiten sich beim Embryo vom MESODERM her, aus dessen Zellen (MESENCHYMZELLEN) sie durch Differenzierung entstehen.

Das Herz

Das Herz stellt ein Hohlorgan dar und besteht aus drei Schichten:

1. Endocard
2. Myocard
3. Epicard

DAS ENDOCARD

Das Endocard ist die innere Auskleidung des Herzens und findet sich sowohl in den Herzkammern als auch in den Vorhöfen. Es zeigt einen Schichtenbau:

a) das Endothel: ein einschichtiges Plattenepithel. Es verleiht dem Herzinnenraum (und auch den Blutgefäßen) eine glatte Oberfläche, die für einen geringen Reibungswiderstand des strömenden Blutes wichtig ist.

b) Bindegewebslamelle: direkt unter dem Endothel liegt eine feine Schicht aus Bindegewebsfasern und eine weitere Schicht aus elastischen Fasern mit glatten Muskelzellen (elastisch-muskulöse Systeme).

c) Subendocardiales Bindegewebe: eine lockere Bindegewebsschicht, in der Blutgefäße und die spezifischen Muskelzellen des Erregungsleitungssystems liegen.

Die Herzklappen sind Sonderbildungen des Endocards und bestehen aus einer besonders starken Bindegewebslamelle von Kollagenfaserbündeln, die mit einem Endothelüberzug versehen sind. Die Herzklappen sind bei gesunden Herzen immer gefäßfrei.

DAS MYOCARD

Es ist die wichtigste und dickste Schicht des Herzens. Sie besteht aus den quergestreiften Herzmuskelzellen, die in Form eines Zellnetzes zusammenhängen. In diesem Zellnetz kann man im wesentlichen drei Hauptmuskelzüge unterscheiden:

a) äußere Längsmuskelschicht
b) mittlere Ringmuskelschicht
c) innere Längsmuskelschicht

Alle drei Fasersysteme sind schraubenartig miteinander verbunden und beginnen am sogenannten Herzskelett im Bereich der Klappenöffnungen. Das Herzskelett besteht aus Zügen kollagener Bindegewebsfasern (Trigonum fibrosum). - In den Maschen des Netzes liegt lockeres Bindegewebe = das Perimysium internum. Dieses interstitielle Bindegewebe ist wichtig als Verschiebeschicht für die Herzmuskelzellen und als Führungsschicht für die zahlreichen Blutkapillaren. - Über Feinbau der Herzmuskelzellen siehe Histologie I. Teil. Das normale Herzgewicht beträgt etwa 1/200 des Körpergewichtes. Bei besonderen Belastungen kann das Herz vergrößert werden = HYPERTROPHIE. Die vorhandene Blutgefäßversorgung reicht aber nur bis zu dem sog. „kritischen Herzgewicht" von etwa 500 g aus. Bei weiterer Vergrößerung des Herzens erfolgt einerseits Vermehrung der Muskelzellen durch Längsspaltung (Hyperplasie), andererseits Vermehrung der Blutkapillaren durch Neubildung.

Das Erregungsleitungssystem oder Reizleitungssystem des Herzens besteht aus besonderen differenzierten Herzmuskelzellen. Sie unterscheiden sich von der Arbeitsmuskulatur durch Reichtum an Cytoplasma (Sarkoplasma), hohem Gehalt an Glykogen und durch Myofibrillenarmut.

DAS EPICARD

Es liegt dem Myocard von außen auf und gibt dem Herzen eine äußere glatte Oberfläche. Seinem Aufbau nach ist es mit den serösen Häuten verwandt (z.B. Pleura, Peritoneum). Man unterscheidet auch hier einen Schichtenbau:

a) Epithelschicht (Lamina epithelialis) mit platten bis kubischen Zellen je nach Dehnungszustand.

b) Bindegewebslamelle (Lamina fibrosa) aus zwei Anteilen: ein elastisches Netz direkt unter dem Epithel und eine scherengitterförmig angeordnete Kollagenfaserschicht.

c) Subepicardiales Fettgewebe: Fettzellen, die besonders im Bereich der Herzkranzgefäße angelegt sind und die Unebenheiten der Herzoberfläche ausgleichen (sog. Baufett). Im Fettgewebe sind die großen Gefäße relativ bewegungsfrei während der Herzaktionen.

a), b) und c) werden zusammen auch als viscerales Blatt des Pericards bezeichnet.

DER HERZBEUTEL

Am Ansatz der großen Gefäßstämme am Herzen (Aorta, Arteria pulmonalis, Vena cava usw.) schlägt sich das Epithel des Epicards um und bildet die innere

Auskleidung = Mesothel des bindegewebigen Herzbeutels (Pericard). Der Herzbeutel zeigt somit auch wieder einen Schichtenbau:

a) Tunica serosa: Epithelüberzug (hier Mesothel genannt) mit einer Basalmembran und einer lockeren Bindegewebslamelle. Die Tunica serrosa bildet das Herzwasser (Liquor pericardii).

b) Tunica fibrosa: derbe Schicht aus kollagenen, sich überkreuzenden Fasern; nur wenig dehnbar.

Zwischen Peri- und Epicard liegt als feiner Spaltraum die Herzbeutelhöhle = Sinus pericardii. In Analogie zu anderen serösen Höhlen (z.B. Brusthöhle), bei denen man den Organüberzug als viscerales Blatt und die Wandbekleidung als parietales Blatt bezeichnet, spricht man beim Herzbeutel von:

viscerales Blatt = Epicard und
parietales Blatt = Pericard

Merke:
Dreischichtenbau des Herzens;
Endocard mit Endothel und 2 Bindegewebslamellen
Myocard mit Herzmuskelnetz, Arbeitsgewebe des Herzens
Epicard mit Epithelüberzug, Bindegewebe und subepicardialem Fettpolster zum Ausgleich der Oberflächen
Pericard als parietales Blatt des Herzbeutels mit Mesothel
zwischen Peri- und Epicard Herzbeutelhöhle mit Herzwasser

Erkennungsregeln:
Die Diagnose „Herz" läßt sich am besten aus der Erkennung der Herzmuskelzellen (siehe 1. Teil) stellen.

Das Gefäßsystem

Nach dem Inhalt der Gefäße unterscheidet man zwei Gruppen:

das Blutgefäßsystem
das Lymphgefäßsystem

Beide Gruppen hängen aber miteinander zusammen. Man kann das Lymphsystem als einen Seitenweg der Blutbahn auffassen:

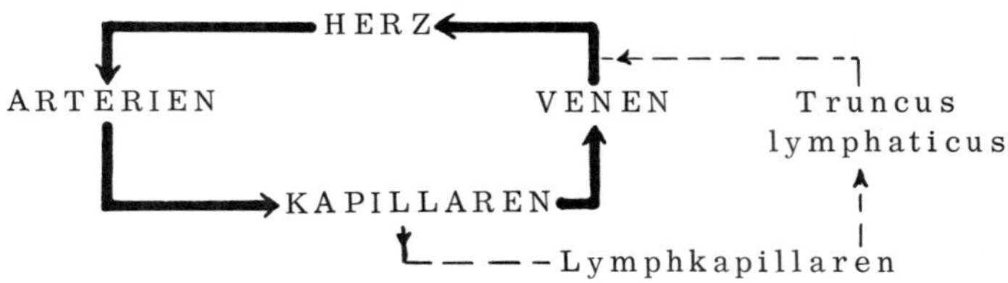

Das Blutgefäßsystem

Die Kapillaren

Die *Kapillaren* oder *Haargefäße* sind die feinsten Aufzweigungen des Blutgefäßsystems und stellen den eigentlichen Austauschteil zwischen Blut und Organen dar. Zusammen mit den kleinsten Arterien (Arteriolen) und Venen (Venolen oder Venulen) spricht man auch von der *terminalen Strombahn*. Bei der Betrachtung des Kapillaraufbaus muß man zwischen der *lichtmikroskopischen* Struktur und der nur Speziallaboratorien möglichen *elektronenmikroskopischen* Strukturdarstellung unterscheiden.

Im *Lichtmikroskop* stellt sich die Kapillare als ein relativ einfaches Gebilde (Abb. 1 und 2) aus 3 Hauptschichten mit perikapillären Zellen dar:

1. einem ENDOTHEL

   Dünnes, meist einschichtiges Plattenepithel. In der Aufsicht längliche Zellen mit unregelmäßigen Zellgrenzen (Kittlinien), ovoide Zellkerne.

2. einer BASALMEMBRAN (Grenzmembran)

   Ein feines Häutchen, das glasig-durchsichtig (=hyalin) erscheint und die Endothelzellen umscheidet. Im Lichtmikroskop erscheint die Basalmembran nicht untergliedert. Chemisch Mucopolysaccharide mit Lipoideinlagerungen.

3. eine GITTERFASERHÜLLE

   Manche Kapillaren enthalten als äußerste Schicht einen „Strumpf" aus einem Netz von Retikulinfasern = Gitterfasern. Sie verleihen der Kapillare Dehnbarkeit und Zugfestigkeit.

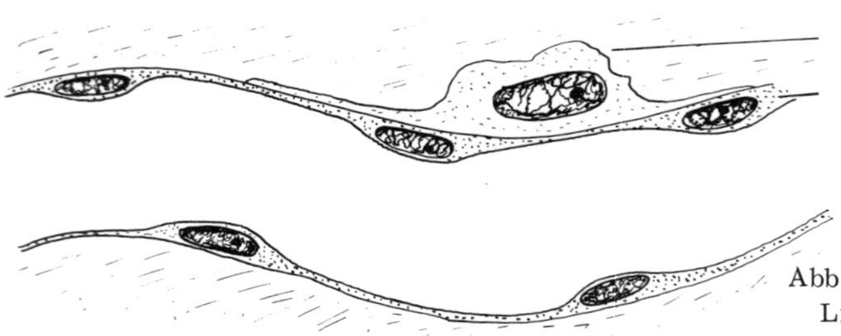

Abb. 1: Kapillare im Lichtmikroskop

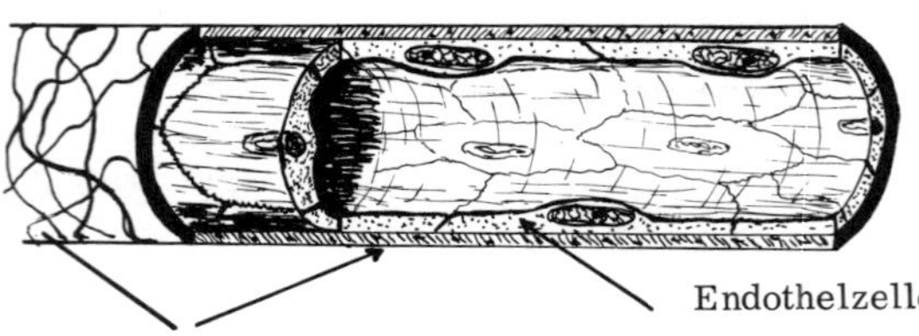

Abb. 2: Schema einer Kapillare

4. einzelne PERICYTEN
   Es sind der Kapillare außen angelagerte Zellen, die nach der alten lichtmikroskopischen Einteilung!) allgemein als Pericyten oder ROUGET-Zellen oder Adventitialzellen bezeichnet wurden; die moderne Trennung wird weiter unten beschrieben. Sie kommen nur vereinzelt vor. Es handelt sich um besondere Bindegewebszellen, die möglicherweise die Bildung der Gitterfaserhülle bewirken. Früher hielt man sie für eine Art „Verschlußzellen", die die Kapillaren aktiv verschließen, bzw. verkleinern könnten.

Nach den Ergebnissen der elektronenmikroskopischen Untersuchungen muß man das einfache Grundschema der Kapillaren noch erheblich gliedern. Zur Einteilung benutzt man das unterschiedliche Verhalten der Endothelzellen und der Basalmembran:

1. Kapillaren mit geschlossener Endothelschicht
   Abb. 3a: Die Endothelzellen sind durch feste Seitenfortsätze miteinander verankert; Lücken an den Zellgrenzen sind nicht erkennbar.
   VORKOMMEN: Skeletmuskulatur, Myocard, Bindegewebe, Gehirn, Lunge.

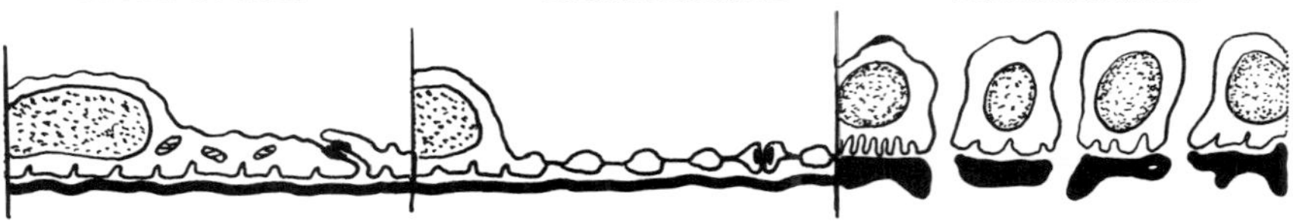

Abb. 3: Elektronenmikroskopische Typen des Kapillarwandaufbaus.

2. Kapillaren mit gefenstertem Endothel (intrazelluläres Diaphragma)
   Abb. 3b: Die Basalmembran bildet eine geschlossene Schicht, auf der zum Teil die Zelleiber sehr dünn ausgebreitet sind. Die dünnen Stellen enthalten Poren; die Basalmembran ist aber nicht gefenstert.
   VORKOMMEN: Nieren (Glomerula), Plexus chorioideus, Ziliarkörper im Auge, Gelenkinnenhaut (Synovialmembran), also alles Organe mit einem starken Flüssigkeitsdurchtritt!

3. Kapillaren mit gefensterter Basalmembran (Stomata)
   Abb. 3c: Die Basalmembran bildet nicht mehr eine geschlossene Unterlage und die Endothelzellen sind voneinander getrennt (interzelluläre Fensterung).
   VORKOMMEN: Sog. Sinusoide in der Leber, Milz und Knochenmark. Die oft sternförmig verzweigten Zellen verfügen über eine hohe Phagocytosefähigkeit und werden auch als Retothelien bezeichnet (z.B. als

Uferzellen in der Milz, v. Kupffersche Sternzellen in der Leber).

Die perikapillären Zellen werden elektronenoptisch ebenfalls aufgeteilt:

a) PERICYTEN
Es sind der Kapillare anliegende verzweigte Zellen, die aber von der Basalmembran umscheidet werden. Funktion unklar.

b) ADVENTITIALZELLEN
Zellen, die nicht von der Basalmembran umhüllt werden, aber durch starke Phagocytosefähigkeit auffallen. Es sind mit den Histiocyten verwandte „Freßzellen", die früher nicht von den eigentlichen Pericyten unterschieden werden konnten.

Feinste Fasern und Netze markloser vegetativer Nerven sind an den Kapillaren nachgewiesen worden. Man vermutet eine Regulation der Gefäßweite und der Permeabilität (= Durchlässigkeit). Kapillarverschlüsse können durch Quellung des Cytoplasmas der Endothelzellen entstehen. Solche Verengerungen (Vasokonstriktion) können durch Adrenalin entstehen. Eine Kapillarerweiterung (Vasodilatation) entsteht nach Einwirkung von Histamin, Serotonin, Milchsäure, CO_2 und anderen Stoffen. Die Anzahl der Kapillaren ist großen Schwankungen unterworfen und hängt von der Stoffwechselaktivität des versorgten Organes ab. So findet man im Herzen etwa 5.000 Kapillarquerschnitte pro mm^2; im quergestreiften Muskel etwa 2.000. Bei den wechselwarmen (poikilothermen) Tieren sind es weniger (etwa 400). Die Länge einer Kapillare beträgt etwa 0,5 - 1 mm. Der Durchmesser kann von 5 - 15μ schwanken. Kapillarfrei sind die Cornea (Augenhornhaut) und der hyaline Knorpel; man nennt sie auch stoffwechselträge oder bradytrophe Gewebe.

Größtes Interesse findet die Frage, wie Stoffe aus der Blutbahn durch die Kapillare in das Gewebe und umgekehrt gelangen. Folgende Möglichkeiten sind nach dem gegenwärtigen Forschungsstandpunkt bekannt:

1. Cytopempsis: aktiver Transport von kleineren Tropfen oder Stoffen innerhalb kleiner Vakuolen durch das Cytoplasma der Endothelzellen hindurch.
2. Diffusion: Wanderung gelöster kleinmolekularer Stoffe und Gase durch das Cytoplasma und die Grundmembranen (z. B. Sauerstoff Kohlendioxyd, Salze, Wasser usw.).
3. Zelldiapedese: aktives Durchtreten eigenbeweglicher Zellen (amöboide Beweglichkeit) durch Spalten des Endothels zwischen den Zellen. Auf diese Art verlassen die weißen Blutkörperchen, insbesondere die Granulocyten und Monocyten, die Blutbahn und wandern in das Gewebe.

Die Weite der Kapillaren ist vom Funktionszustand abhängig: Ruhekapillaren sind eng und werden nur vom Blutplasma durchströmt (ca 5μ). Die weiten Stromkapillaren finden sich in den aktiven Organteilen und werden von Plasma und Blutkörperchen durchströmt (bis 15μ Durchmesser).

Merke:
Kapillaren sind 5-15μ weit, bis 1 mm lang
Dreischichtung: Endothel aus Plattenepithel, Basalmembran aus Mukopolysacchariden, Gitterfaserhülle mit Retikulinfasern
Gelegentlich außen anliegend Pericyten und die bindegewebsartigen Adventitialzellen. - Strom- und Ruhekapillaren.
VORKOMMEN:
Fast in allen Organen (Ausnahmen: Cornea, Augenlinse, Knorpel, Epithel)

Die Arterien

Die Arterien (Schlagadern) und Venen (Blutadern) haben einen prinzipiell gleichartigen Aufbau, der sich aber nach Beanspruchung verschieden gestaltet. Als Grundaufbau findet man eine

DREISCHICHTUNG:
1. Tunica intima (Innenschicht = Intima)
2. Tunica media (Mittelschicht = Media)
3. Tunica externa (Außenschicht = Adventitia)

INTIMA:

Innerste Wandschicht aus folgenden Teilen (Abb. 4):

a) Endothel mit Plattenepithel (Endotheliocyten)
b) Subendotheliale Bindegewebslamelle (Lamina propria intima)
c) Membrana elastica interna = ELASTICA
Sie ist auf Querschnitten an ihrem gewellten Verlauf erkennbar und besteht aus elastischen Fasern!

MEDIA:

Mittlere Schicht aus verschiedenen ringförmigen Lagen von

a) Glatten Muskelzellen
b) Elastischen Fasernetzen (Membranen)
Die Media dient überwiegend der Regulierung der Gefäßweite und damit des Durchströmungswiderstandes

EXTERNA oder ADVENTITIA:

Äußere Schicht, die zur Verankerung des Gefäßes mit dem Organgewebe oder der Umgebung dient:

a) Längsfaserbündel (aus Kollagenfasern)
b) Elastica externa (nur manchmal vorhandene Schicht aus elastischen Fasern zwischen Media und Adventitia).

Unter den im histologischen Kurs gezeigten Präparaten finden sich meist 2 verschiedene Färbungen der Gefäße:

1. Hämalaun-Eosin: Eine Kern und Plasmafärbung.
Die Kerne werden violett, das Plasma rot

(z.B. die Muskel- und Bindegewebszellen der Gefäße), die kollagenen Fasern rot.

2. Elastica-Färbung: Besondere Färbung zur Darstellung der elastischen Fasern: orange bis braun bei dem Farbstoff ORCEIN, schwarzblau bei RESORZIN-FUCHSIN. Die Kerne und Zellen sind meist kaum erkennbar.

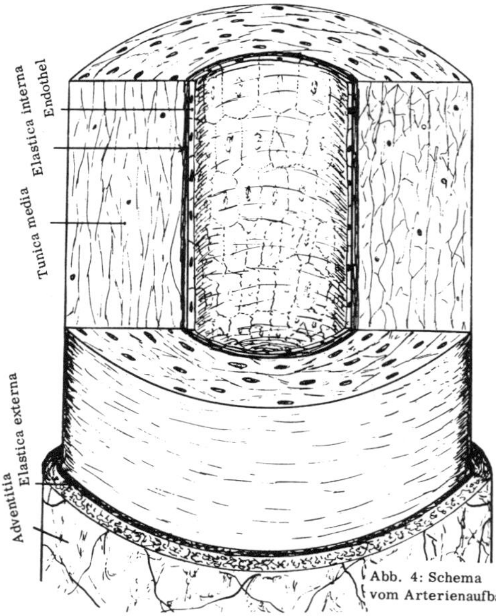

Abb. 4: Schema vom Arterienaufbau

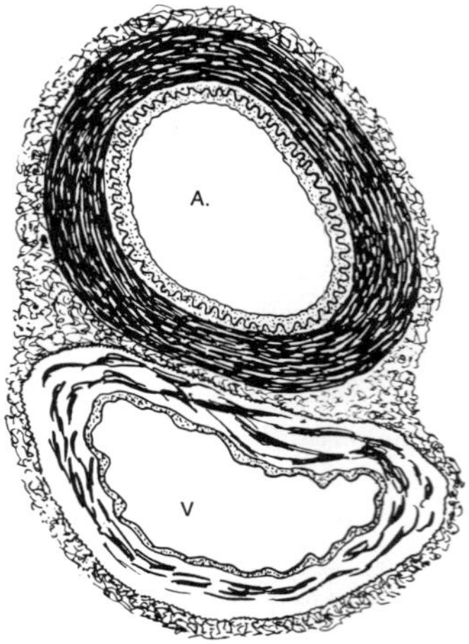

Abb. 5: Schema einer Arterie (A) mit einer Begleitvene (V). Querschnitt.

Bei dünnen Gefäßen erfolgt die Ernährung der verschiedenen Wandschichten durch Diffusion aus dem Gefäßlumen. Bei dickeren Gefäßen sind besondere Eigengefäße = Vasa vasorum vorhanden, die von außen bis in die Media reichen. Nach den vorherrschenden Gewebsanteilen in der Media werden die Arterien in zwei Hauptgruppen eingeteilt:

a) Arterien vom elastischen Typ
b) Arterien vom muskulösen Typ

a) Elastische Arterien

Sie haben selbstverständlich den allgemeinen Dreischichtenbau, nur ist bei ihnen besonders stark der elastische Faseranteil in der Tunika media entwickelt. Sie fallen bereits durch eine gelbliche Eigenfarbe auf. Die elastischen Fasern liegen eingehüllt in Membranen aus Grundsubstanz, die wegen ihrer Durchlöcherung „membranae fenestratae" heißen.

Die elastischen Membranen spielen eine sehr wichtige Rolle bei der Windkesselfunktion der Aorta: Das vom Herzen stoßweise ausgetriebene Blut dehnt während der Systole die Aortenwand. Während der Diastole geht die Wand wieder auf ihre ursprüngliche Größe zurück und treibt dabei das Blut kontinuierlich weiter.

Zwischen den elastischen Membranen kommen aber auch reichlich verzweigte glatte Muskelzellen vor. Sie können die Spannung dieser elastischen Fasern beeinflussen (sog. elastisch - muskulöse Systeme).

VORKOMMEN: Aorta, Art. pulmonalis, carotis communis, iliaca communis, subclavia.

b) Muskulöse Arterien

Hierzu gehören alle Arterien zwischen den elastischen Arterien und den Kapillaren der Gewebe. Die Dreischichtung ist hier besonders gut zu erkennen. In der Media herrschen die Muskelzellen vor. Sie verlaufen in leichten Schraubentouren oder ringförmig. Der Übergang von den elastischen zu den muskulösen Arterien erfolgt allmählich. Fast immer ist eine äußere elastische Schicht (Membrana elastica externa) zwischen Media und Adventitia vorhanden.

VORKOMMEN: Art. radialis, femoralis, tibialis usw.

Die Arteriolen

Das sind die kleinsten Arterien des muskulösen Typs. Sie liegen kurz vor dem Kapillarbereich (präkapillare Arterien). Ihr Lumen ist ebenso weit wie das der Kapillaren. Im Querschnitt erkennt man sie, weil sie außer dem Endothel und einem darunterliegenden Grundhäutchen noch ein bis zwei Lagen von glatten Muskelzellen haben. Eine Adventitia fehlt, weil die Arteriolen bereits im Organ oder Gewebe liegen. Die Arteriolen sind die wichtigsten Regulationsorgane für den peripheren Blutdruck.

VORKOMMEN: Vor allen Aufzweigungen in Kapillaren.

Merke:
Dreischichtenbau der Arterien:
Tunika intima (Endothel + Elastica interna)
Tunika media (glatte Muskulatur mit Bindegewebe, kollagenen und elastischen Fasern)
Tunika externa (lockeres Bindegewebe)
elastische und muskulöse Bautypen

Erkennungsregeln:
Arterielle Gefäße haben im Querschnitt ein rundes oder leicht ovales Lumen; sie sind nicht kollabiert. Man erkennt eine deutliche Ringmuskulatur, die aus einer kompakten Muskellage besteht. Bindege-

gewebe ist in der Media kaum zu erkennen. Unter dem Endothel verläuft eine gewellte Lamina elastica interna. Elastische Arterien zeigen massenhafft gewellte Fasern in der Media (bei Sonderfärbungen: braunorange oder schwarzblau).

SONDERFORMEN

Sperr- oder Polsterarterien

Organe, die durch eine häufig wechselnde Blutfüllung ausgezeichnet sind (Schilddrüse, Schwellkörper der Geschlechtsorgane, Finger, Uterus und die Nabelschnur des Embryos), verfügen über besondere Einrichtungen ihrer Arterien: Direkt unter dem Endothel liegt noch innerhalb der Intima eine Längsmuskelschicht (sog. Intimapolster) aus epithelartig aussehenden (epitheloiden) Muskelzellen außer der üblichen Ringmuskelschicht der Media. Bei Kontraktion der Längsmuskulatur bilden sich kleine Wülste, die bei gleichzeitiger Kontraktion der Mediamuskulatur das Lumen völlig verschließen können.

VORKOMMEN Art. dorsalis penis, kleine Äste der Art. thyreoidea, Art. umbilicalis der Nabelschnur, Aa. digitales, Nierenarteriolen.

Arterio-venöse Anastomosen

Unter arterio-venösen Anastomosen versteht man grundsätzlich einen Kurzschluß zwischen einer Arterie und einer Vene unter Auslassung eines Kapillarstromgebietes (Abb. 6). Im Gefäßsystem des Menschen finden sich hauptsächlich zwei Arten von Anastomosen:

1. Brückenanastomosen
2. Knäuelanastomosen

1. Brückenanastomosen

Es ist die häufigste im Körper vorkommende Kurzschlußverbindung zwischen einer Arterie und einer Vene (Abb. 6). Durch Öffnung der Anastomose fließt das Blut direkt von der Arterie in die Vene. Das Kapillarstromgebiet wird zur gleichen Zeit nur langsam durchströmt. Der Verschluß der Anastomose erfolgt durch Kontraktion der Tunika media oder bei Anlage einer Längsmuskelschicht in der Tunika intima (ähnlich wie bei den Sperrarterien) durch Quellung und Kontraktion.

FUNKTION der Brückenanastomosen:

Ausschaltung eines Kapillarbereiches, z.B. von Hautbezirken, Wärmeregulation durch Änderung der Hautdurchblutung, Erhöhung des Venendruckes durch direktes Einleiten des unter höherem Druck stehenden arteriellen Blutes in die Vene (wichtig für das Pfortaderblut), wodurch das Venenblut stärker vorangetrieben wird (vis a tergo = Kraft von hinten).

VORKOMMEN: Haut, wahrscheinlich auch in den meisten Organen, z.B. Darm, Lymphknoten, Drüsen.

2. Knäuelanastomosen

Diese Art der Anastomosen kommt nur an bestimmten Stellen vor. Die Anastomose selbst ist etwas geschlängelt. In ihrer Tunika media liegen besondere, große, helle, epithelähnliche Zellen (E p i t h e l o i d z e l l e n) und einige Muskelzellen. Eine Elastica interna fehlt. Die Epitheloidzellen sind umgewandelte Muskelzellen und springen wulstartig in die Gefäßlichtung vor (Abb. 7). Man vermutet, daß die epitheloiden Zellen nur der Bildung des gefäßerweiternden Acetylcholins dienen, während der Verschluß durch die Media erfolgt.

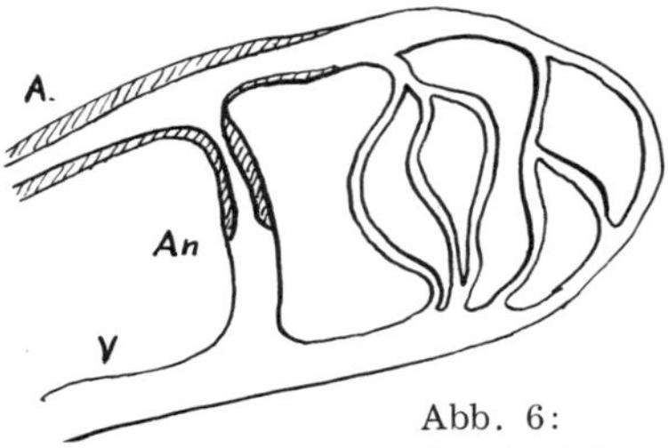

Abb. 6:
Brückenanastomose mit arteriellem (A) und venösen (V) Anteil; An = Anastomose

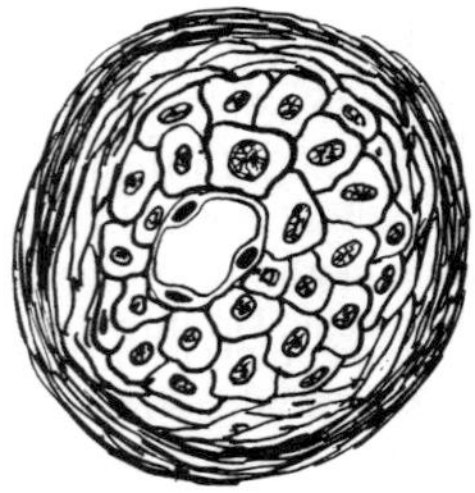

Abb. 7: Querschnitt durch Knäuelanastomose

Am Steißbein und in der Haut finden sich solche Knäuelanastomosen eingehüllt in Bindegewebe wie kleine Organe (Glomusorgane oder HOYER-GROSSERsche Organe), von denen das bekannteste die LUSCHKAsche Steißdrüse (Glomus coccygicum) ist.

FUNKTION der Knäuelanastomosen:

nicht sicher bekannt, vermutlich nur humorale Wirkung durch Bildung des Acetylcholins.

VORKOMMEN: Innenfläche der Finger und Zehen, besonders Daumen- und Kleinfingerballen, sowie am Nagelbett. Am Steißbein als Endaufzweigung der Art. sacralis mediana (Glomus coccygicum). Bei geschwänzten Tieren liegen sie über den Schwanz verteilt.

Die Venen

Auch die Venen („Blutadern") haben grundsätzlich den gleichen D r e i s c h i c h t e n b a u wie die Arterien. Weil aber der venöse Blutstrom unter geringerem Blutdruck steht, ist die Wandbelastung nicht so groß.

TUNIKA INTIMA:

a) Endothel (wie bei Arterien)
b) Eine Elastica interna fehlt oder ist nur schwach ausgebildet
c) Längsmuskelschichten kommen vor!

TUNIKA EXTERNA:

Sehr stark ausgeprägt. Bindegewebe mit vielen elastischen Fasern. Es kommen auch Längsmuskelzellen vor (z.B. in der Vena cava und Pfortader).

Die kleinsten Venen (postkapilläre Venen) heißen Venolen oder Venulen. Man kann sie von den eigentlichen Kapillaren nur durch ihr größeres Lumen unterscheiden, weil sie den gleichen Aufbau haben. Die geringste Wandstärke haben die Venen mit dem geringsten Blutdruck, d.h. die oberhalb der Herzebene liegenden Gefäße (Hals- und Kopfvenen). In den tiefen Venen der unteren Extremitäten besteht ein gewisser Druck auf die Venenwand, der durch das Gewicht der Blutmasse in den Gefäßen ausgeübt wird (hydrostatischer Druck) und besonders beim Stehen wirksam wird (= orthostatischer Druck). Um die Rückförderung des Blutes zum Herzen zu erleichtern, finden sich im Körper Hilfseinrichtungen der Venen:

Venenklappen (Valvulae)

Es handelt sich um Sonderbildungen der Intima aus Bindegewebe und Endothelüberzug, deren Form die Abb. 8 zeigt. Man nennt sie der Form wegen auch „Taschenklappen". Sie sind so angeordnet, daß sie dem vom Herzen erzeugten Unterdruck folgend das Blut hindurchtreten lassen (Abb. 8a). Hört aber der Unterdruck auf (Anspannungszeit und Austreibungszeit des Herzens), dann würde das Blut wieder - seiner eigenen Schwere folgend - absacken. Das verhindern die Klappen, die durch das rückströmende Blut entfaltet werden und das Lumen verschließen (Abb. 8b). Die „Tasche" der Klappen heißt SINUS. Die Venenklappen sind ähnlich gebaut wie die Taschenklappen des Herzens (Aorten- und Pulmonalisklappen).

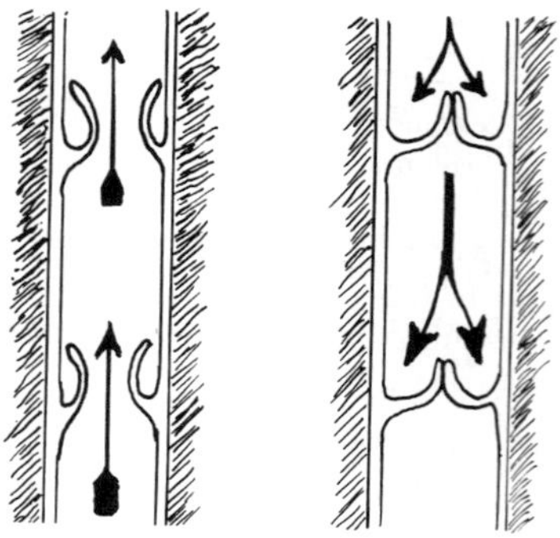

Abb. 8: Schema vom Bau und der Funktion der Venenklappen

Wenn die Klappen oder die Venenwand narbig verändert sind (z.B. nach Entzündungen), dann kommt es zu einer Verschlußunfähigkeit (Insuffizienz) mit nachfolgender Blutstauung in den Extremitäten, z.T. auch Ausweitung = Varizen.

VORKOMMEN: In den unterhalb der Herzebene liegenden Venen (Extremitäten).

SONDERFORMEN

Drosselvenen

Hinter bestimmten Kapillargebieten, in denen das Blut eine gewisse Zeit verbleiben soll, finden sich besondere Einrichtungen in der Venenwand zum Verschluß des Lumens. Bekannt sind drei verschiedene Arten von Drosselvenen:

a) mit Ringmuskelwülsten (Sphinkteren)
b) mit Längsmuskelwülsten
c) mit Epitheloidzellen

Vorkommen: Hinter den Schwellkörpern der Nasenschleimhaut und des Penis; hinter den Speicheldrüsen, der Schilddrüse, der Nebenniere und in der Nabelschnur.

Merke: Vene:
Dreischichtenbau, aber nicht so eindeutig wie bei den Arterien; in der Wand viel Bindegewebe. Hilfseinrichtungen: Venenklappen.

Erkennungsregeln:
Das Lumen ist nie rund, sondern oval bis unregelmäßig gefaltet (kollabiert). Dünne Wände; keine gut ausgebildete Media; Bindegewebe herrscht gegenüber den Muskelzellen bei weitem vor. Die drei Schichten sind nicht eindeutig zu trennen.

Das Lymphgefäßsystem

Das Lymphgefäßsystem läßt sich als eine besondere „Entwässerungsanlage" des Körpers bezeichnen, weil es die aus den Blutkapillaren in das Gewebe einsickernde Flüssigkeit - Gewebsflüssigkeit oder LYMPHE - aus den Interzellularspalten (Gewebsspalten) aufnimmt und wieder dem Blutgefäßsystem zuführt. Wir können hier folgenden Weg beobachten:

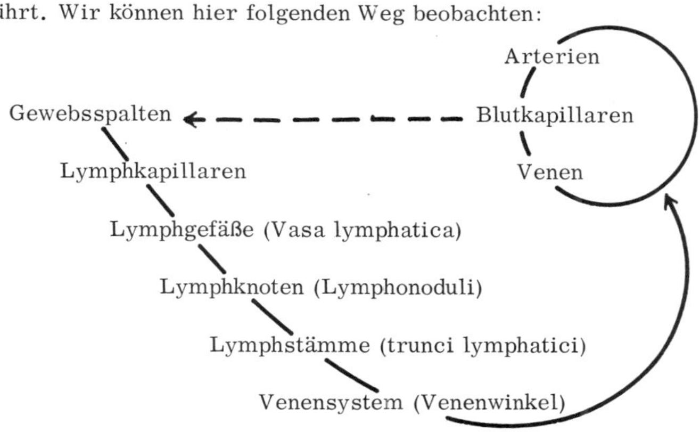

Die Lymphkapillaren beginnen als blindgeschlossene kleine Säckchen im Gewebe (Abb. 9). Sie sind wie die Blutkapillaren gebaut, aber sehr viel weiter und ohne Pericyten. Sie vereinigen sich zu den Lymphgefäßen, die außer Endothel und einem Grundhäutchen noch eine Bindegewebshülle haben. Manchmal finden sich in ihnen auch Klappen. Bei den Lymphstämmen (ductus thoracicus = Milchbrustgang) schließlich finden sich in der Wand noch einige Muskelzellen.

Man kann also auch hier wieder von einem Dreischichtenbau sprechen.

Merke: Die Lymphgefäße sehen wie sehr dünnwandige, kleine Venen aus. Das Bindegewebe ist vorherrschend.

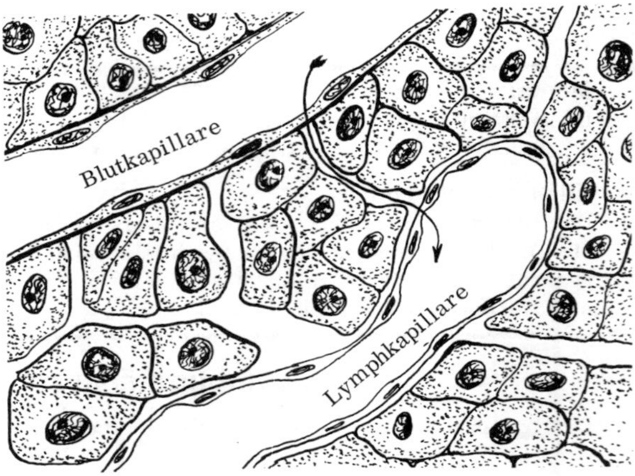

Abb. 9: Schema einer Lymphkapillare im Gewebe und die Lymphwege durch die Interzellularspalten.

Die Lymphgefäße spielen eine sehr wichtige Rolle bei vielen Erkrankungen. So werden viele Infektionserreger, Toxine oder Fremdstoffe auf dem Lymphwege weitertransportiert. Auch Zellen bösartiger Geschwülste können den Weg der Lymphbahnen zur Ausbreitung nehmen (lymphogene Metastasierung). Im Darm bilden die Lymphgefäße den Transportweg für die resorbierten Fettstoffe (Chylusgefäße). In die Lymphgefäße sind besondere „Filtereinrichtungen" eingebaut - die Lymphknoten. Sie werden im Abschnitt lymphatische Gewebe beschrieben. Durch Einspritzen von besonderen Farbstoffen in die Haut kann man den Lymphabfluß sichtbar machen und dann mit feinen Nadeln ein jodhaltiges Röntgenkontrastmittel einspritzen. Mit dieser Technik kann man sehr gut krankhafte Veränderungen im Lymphsystem (z.B. Geschwülste) beurteilen; die Methode heißt Lymphographie

Der wichtigste Lymphstamm des Körpers, der ductus thoracicus, mündet links in den Venenwinkel (Zusammenfluß von V. subclavia und V. jugularis interna) und führt somit die Lymphe in den Blutkreislauf zurück; rechtsseitig liegt der ebenfalls große truncus lymphaticus dexter.

Erkennungsregeln:
Die Lymphkapillaren und -gefäße sind im Gewebepräparat meist kollabiert und deshalb kaum vom Studenten zu finden. Die Lymphstämme sehen wie eine sehr muskelschwache Vene mit kleinem Lumen aus.

DAS BLUT

Das Blut läßt sich als ein flüssiges Gewebe auffassen, das seiner Herkunft nach zu den mesenchymalen Geweben rechnet. Es zeigt die in Abb. 10 dargestellte Zusammensetzung.

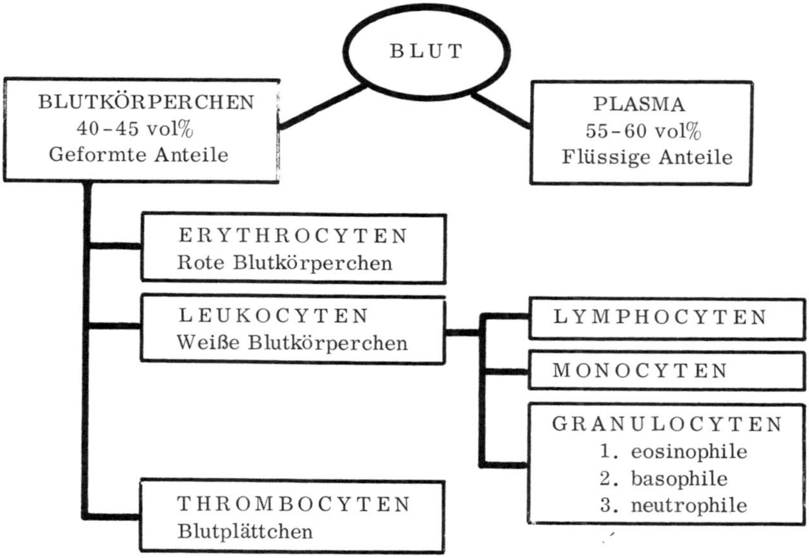

Abb. 10: Schema der Blutbestandteile

Der prozentuale Anteil der Blutkörperchen gegenüber dem Vollblut (Volumenprozent) wird als HÄMATOKRIT bezeichnet und ist eine für die Klinik wichtige Meßgröße. Angenähert macht das Blut etwa 1/13 des Körpergewichtes aus und liegt damit bei etwa 3,5 bis 5 Liter. Die Benennung der unten beschriebenen Zellen erfolgte nach ihrem färberischen Verhalten in Ausstrichpräparaten.

Die Erythrocyten

Die roten Blutkörperchen = Erythrocyten sind der zahlenmäßig größte Anteil der geformten Blutbestandteile. Die Erythrocyten unterscheiden sich in vielen Einzelheiten von allen anderen Zellen des Körpers:

ERYTHROCYTEN
sind in der Seitenansicht bikonkave Scheiben, in der Aufsicht discusförmige Zellen (Abb. 11) mit folgenden Besonderheiten:

1. Immer kernlos
2. Roter Blutfarbstoff (Hämoglobin)
3. Keine Mitochondrien, GOLGI-Apparat oder Ergastoplasma
4. Begrenzte Lebensdauer auf 100 Tage
5. Gut verformbare Zellmembran (Plasmalemm = Lipoproteidmembran)

MERKZAHLEN:

1. Beim Mann um 5 Mill., bei der Frau um 4,5 Mill. Erythrocyten pro mm^3 (Streubreite jeweils $\pm$ 0,5 Mill.)
2. Normale Erythrocyten = Normocyten sind 7,5 μ im Durchmesser (größere Zellen = Makrocyten, kleinere Zellen = Mikrocyten).

Alle Säugetiere haben kernlose Erythrocyten mit runder Gestalt (Ausnahme Kamel: oval). Bei Nichtsäugern findet man kernhaltige und meist ovale Erythrocyten. In gefärbten Präparaten haben die Erythrocyten einen dunklen Rand und ein helles Zentrum, weil die Zellmitte gegenüber dem Rand dünner ist (vergleiche die Kantenansicht in Abb. 11). Wenn sich in einem Blutbild nebeneinander ungleich große Erythrocyten finden, spricht man von ANISOCYTOSE, sind außerdem noch abnorm geformte Zellen dabei, z.B. ovale, ausgezipfelte, geschwänzte, usw., dann spricht man von POIKILOCYTOSE. In der Blutbahn können sich Erys verformen und damit sogar relativ kleine Kapillaren durchströmen.

Die Hauptaufgabe der Erys ist der Sauerstofftransport und der Kohlendioxydtransport (Gasstoffwechsel). Hierzu dient das Hämoglobin (roter Blutfarbstoff) und besondere Fermente.

Gealterte oder geschädigte Erys zerfallen in der Blutbahn und werden dann von den Zellen des sog. RES (Retikulo-endotheliales System) in der Milz, Leber usw. abgefangen und weiter abgebaut. Früher glaubte man, daß die Milz die Erys zerstören würde (Merke: Die Milz zerstört die Erys nur bei besonderen Krankheiten, den Hämolytischen Anämien).

In einer kleinen Anzahl (6 o/oo bei Männern, 9 o/oo (= promille) bei Frauen) findet man jugendliche Erythrocyten = RETIKULOCYTEN im strömenden Blut. Sie sind bei einer Spezialfärbung durch körniges Netzwerk im Zelleib = Substantia reticulo-filamentosa ausgezeichnet und reifen zu normalen Normocyten. Achtung: Nicht die Retikulocyten des Blutes mit den Retikulumzellen des retikulären Bindegewebes verwechseln!

Vermehrung der Erythrocyten über die Norm heißt POLYGLOBULIE, Verminderung ANÄMIE.

Die Leukocyten

Der Sammelname dieser Gruppe von Blutzellen ist wegen des Fehlens eines Farbstoffes im Gegensatz zu den hämoglobinhaltigen Erythrocyten gewählt worden. Sie sind durchweg kernhaltig, also vollständige Zellen. Ihre Gesamtzahl beträgt im mm^3 6 - 8000. Nicht nur die Gesamtzahl ist wichtig, sondern auch die prozentuale Zusammensetzung = DIFFERENTIALBLUTBILD:

Granulocyten				
neutrophile	eosinophile	basophile	Lymphocyten	Monocyten
60-70 %	1-4 %	0-1 %	20-25 %	4-6 %

Ein Mangel an Leukocyten heißt LEUKOPENIE, eine Vermehrung LEUKOCYTOSE. Allgemein wird eine Vermehrung der Blutzellen mit dem Zusatz ...cytose, eine Verminderung mit ...penie versehen.

a) Granulocyten

Nach den bei Anfärbung im Cytoplasma darstellbaren feinen Körnchen (Granula) ist diese Gruppe benannt. Ihre Kerne können vielgestaltig (polymorph) sein (Abb. 12).

länglich-ovaler Kern	= jugendlicher Granulocyt (Jugendlicher)
hufeisenförmiger Kern	= stabkerniger Granulocyt (Stabkerniger)
Bröckchen durch feine Fäden verbunden	= segmentkerniger Granulocyt (Segmentkerniger)

Die Granulocyten zeigen häufig am Kern ein kleines Anhängsel („Trommelschlegel" oder drumstick), das als Sitz des Geschlechtschromosoms gilt, bei Frauen häufiger vorkommt und (siehe 1. Teil) die Feststellung des genetischen Geschlechtes ermöglicht. Die segmentkernigen Zellen sind die älteren; werden sie nicht abgebaut, so wandeln sie sich sogar in hypersegmentierte Granulocyten um.

Weil man auf einem Blutbildformular in der Klinik links zuerst die jugendlichen Formen aufschreibt und danach (nach rechts) die älteren, wird eine Vermehrung der Jugendlichen gegenüber der Norm als „Linksverschiebung" eine Vermehrung der Segmentkernigen als „Rechtsverschiebung" bezeichnet.

Außer nach der Kernform werden die Granulocyten auch nach der Anfärbbarkeit ihrer Granula mit sauren und basischen Farbstoffen eingeteilt in:

1. Neutrophile Granulocyten
2. Eosinophile Granulocyten
3. Basophile Granulocyten

1. NEUTROPHILE GRANULOCYTEN

Die Granula sind violett (rot - blaue Mischfarbe aus basischen und sauren Farbstoffen). Die Zellen sind 9-12 µ groß. Sie sind aktiv beweglich (amöboid) und können sogar die Blutbahn verlassen (LEUKODIAPEDESE). Durch Leukotaxis (Bewegung zu einem Ort, von dem chemische Einflüsse ausgehen, Sonderfall einer Chemotaxis) wandern sie in Gebiete mit Gewebsschädigung oder Infektion. Als Anlockungsstoffe dienen Bakterien oder Stoffe ihres Zelleibes, Stärke, Eiweiß und Eiweißzerfallsprodukte. Am Orte einer Zerstörung oder Infektion entfalten sie Phagocytoseeigenschaften. Weil sie besonders kleine Teile oder Moleküle aufnehmen, spricht man von MIKROPHAGEN. Die aufgenommenen Teile werden intrazellulär durch Lysosomen verdaut und damit in eine lösliche Form gebracht. Auch flüssige Fremdstoffe können von den neutrophilen Granulocyten aufgenommen werden (Pinocytose). Zugrundegegangene Granulocyten bilden die Hauptmasse des Eiters („Eiterkörperchen"). Die normale Lebensdauer beträgt nur wenige Tage.

Die Granula bestehen elektronenmikroskopisch aus einer feinen Membran mit homogenem Inhalt. Histochemisch enthalten diese Körnchen die Fermente Peroxydase und Oxydase.

2. EOSINOPHILE GRANULOCYTEN

Ihre Größe: 12-15 µ. Im Cytoplasma grobe, mit Eosin leuchtend rotgefärbte Granula. Amöboid beweglich. Vermehrt treten sie auf, wenn ein sogenanntes „Antigen" (Bakterien, Fremdeiweiße, Toxine, Zerfallsstoffe) in den Körper eindringt und durch „Antikörper" (spezifische, gegen das Antigen gerichtete Eiweißstoffe) abgefangen wird. Bei dieser „Antigen-Antikörper-Reaktion" werden Substanzen gebildet, die anscheinend von den Eosinophilen vernichtet werden können (z.B. Histamin). Typische Krankheiten mit Vermehrung der Eosinophilen (= Eosinophilie) sind das Asthma bronchiale und die Parasitenerkrankungen.

3. BASOPHILE GRANULOCYTEN

Ihre Größe: 10 µ. Die groben Granula färben sich dunkelviolett. Man nennt diese Zellart auch „Blutmastzellen" und stellt sie den „Gewebsmastzellen" des Bindegewebes (siehe AUXILIUM Histologie 1. Teil) gegenüber. Die Granula sind wasserlöslich und sind eine Vorstufe des HEPARINS (eines blutgerinnungshemmenden Mukopolysaccharids) und des Histamins. Normale Funktion unbekannt.

b) Monocyten

Sie sind die „schwere Artillerie" der Blutabwehr. Größe: 15-20 µ (größte Blutzellen). Der Kern ist etwas gelappt oder bohnenförmig. Sie sind langsamer beweglich als die Granulocyten und zu lebhafter Phagocytose fähig. Weil sie auch größere Partikel aufnehmen können, hat man sie früher als „MAKROPHAGEN" bezeichnet. Man vermutet eine Identität oder doch nahe Verwandtschaft mit den Wanderzellen des Bindegewebes (siehe 1. Teil), den Histiocyten; nach anderer Auffassung sind die Monocyten besondere Reifungsstufen einer unreifen Knochenmarkszelle, des Promyelocyten.

c) Lymphocyten

Die Lymphocyten lassen sich am besten daran erkennen, daß der Kern fast die ganze Zelle ausfüllt und das Cytoplasma nur einen schmalen blauen Saum bildet. Man unterscheidet nach der Zellgröße zwei Lymphocytengruppen:

a) kleine Lymphocyten:
Größe 6-10 μ. Runder Kern; häufigste Lymphocytenart. Im Cytoplasma Mitochondrien und Ribosomen, aber kein endoplasmatisches Retikulum.

b) große Lymphocyten:
Größe 10-15 μ. Kern eingebuchtet oder gelappt. Cytoplasmareicher als die kleinen Lymphocyten. Manchmal feine Granula darstellbar (Azurgranula). Können mit Monocyten verwechselt werden.

Die Funktionen der Lymphocyten waren lange völlig unklar; auch jetzt sind noch nicht alle Einzelheiten bekannt. Nach neuester Auffassung hält man die großen und kleinen Lymphocyten für völlig verschiedene Elemente (n. Hitzig, 1966):

a) die KLEINEN LYMPHOCYTEN
entstehen im Thymus und den Lymphknoten sowie der weißen Milzpulpa. Von diesen Bildungsstätten kommt es zur Rezirkulation:
Abfluß aus den lymphatischen Organen — Ductus thoracicus — Blutbahn — Kapillaren — aktiver Austritt durch amöboide Bewegung in das Gewebe — Gewebespalten (lange Pause ! 99 % aller Lymphocyten liegen ruhend im Gewebe = Lymphocyten-Pool) — Weitertransport durch Lymphkapillaren zu den Lymphknoten.

Die kleinen Lymphocyten können im Gewebe Kontakt aufnehmen mit gelösten Fremdstoffen oder Viren und werden durch sie zur Antikörperbildung angeregt. Die Fähigkeit zur Antikörperbildung wird durch Abschwimmen in den regionären Lymphknoten und dortige Umwandlung in teilungsfähige „lymphoide Zellen" nach mitotischer Teilung auf die Tochterzellen übertragen. Man vermutet, daß ein Lymphocyt auch nur eine Antikörpereigenschaft übertragen kann. Die kleinen Lymphocyten bilden das System der Abwehr vom verzögerten Reaktionstyp (Beispiele: Abstoßung von transplantierten Organen, Tuberkulinreaktion). - Kleine Lymphocyten leben von wenigen Tagen bis zu 10 Jahren !

b) die GROSSEN LYMPHOCYTEN
entstehen wahrscheinlich nur in den Tonsillen bzw. lymphoepithelialen Organen (auch Bursa-System genannt, da man bei Vögeln an einem Anhang der Kloake - die Bursa Fabricii - die Lymphocytenbildung dieser Art erstmals beobachtet hat). Der überwiegende Teil der großen Lymphocyten kommt im Gewebe des Magen - Darm - Kanals vor.

Die großen Lymphocyten werden unter Einwirkung eines Antigens (Bakterien, Eiweiße, Fremdstoffe usw.) zu den Plasmazellen umgewandelt (!) und können dann die Immunglobuline des Blutplasmas bilden. Früher hielt man die großen Lymphocyten für die jüngsten Zellen, aus denen durch Reifung oder Teilung die kleinen Lymphocyten entstehen sollten (überholt !).

Eine Lymphocytose (Vermehrung der Lymphocyten) findet man bei vielen Viruskrankheiten (Masern) oder bei Tuberkulose. Kinder haben normalerweise 50 % Lymphocyten im Differentialblutbild.

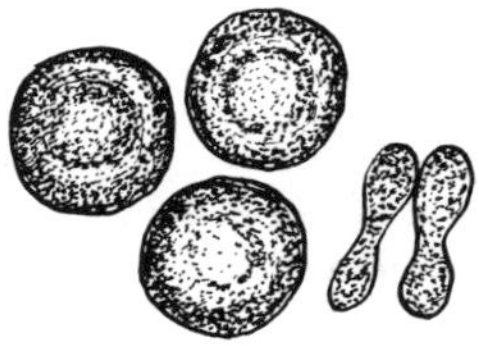

Abb. 11: Erythrocyten

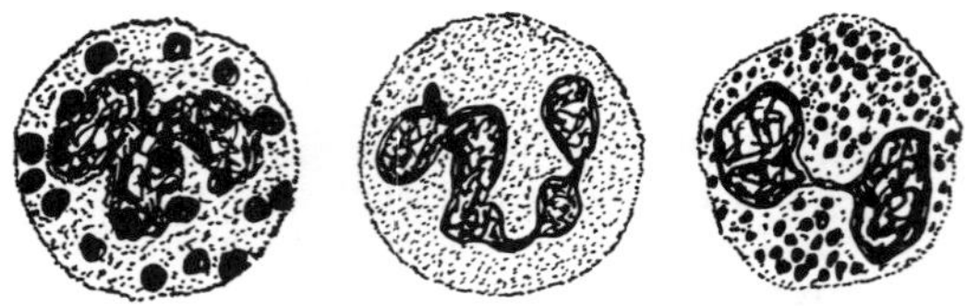

eosinophiler neutrophiler basophiler
Abb. 12: Granulocyten

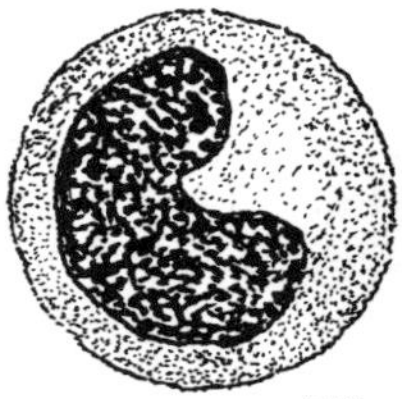

Abb. 13: Monocyt

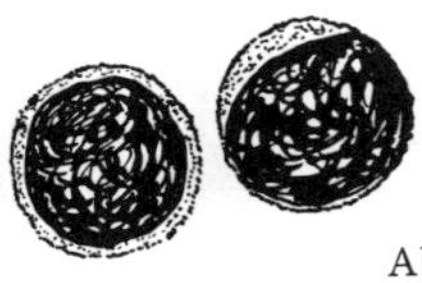

Abb. 14: Lymphocyten

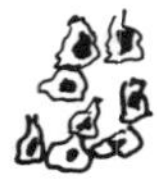

Abb. 15: Thrombocyten

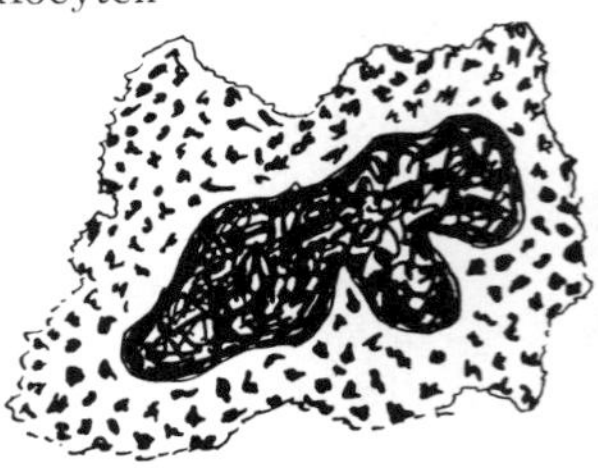

Abb. 16: Megakaryocyt

d) Thrombocyten

Es sind die kleinsten geformten Bestandteile des Blutes (2-4 μ), aber keine echten Zellen, sondern Bruchstücke. Sie sind sehr leicht durch äußere Einflüsse zu verändern und nehmen außerhalb der Blutbahn bizarre, unregelmäßige Formen an. Man zählt im normalen Blutbild etwa 2 - 300ooo pro cmm. Sie bestehen aus einem cytoplasmatischen Anteil = HYALOMER und einem darin liegenden, mit Kernfarbstoffen anfärbbaren Körnchen = CHROMOMER oder GRANULOMER. Solche Blutplättchen können durch Veränderungen der Gefäßendothelien beeinflußt werden, stülpen dann Fortsätze (Pseudopodien) aus, heften sich an der Gewebsverletzung an und verkleben miteinander (Agglutination). Von dem Hyalomer wird dann ein Stoff abgegeben - das Thromboplastin (Thrombokinase) - das die Blutgerinnung einleitet. Ein weiterer Stoff dient der Zusammenziehung = RETRAKTION von Blutgerinnseln. Bei der Abdichtung der Kapillaren kommt den Thrombocyten eine wesentliche Aufgabe zu. Die Neubildung von Thrombocyten erfolgt im Knochenmark aus besonders großen Zellen = ME -

GAKARYOCYTEN. Der größte Teil aller Thrombocyten wird in der Milz gespeichert (Thrombocyten-Pool) und auf Reiz (Sympathicus, Adrenalin) vermehrt ausgeschwemmt. Die Lebensdauer ist auf wenige Tage begrenzt; der Abbau erfolgt entweder als Verbrauch im Gefäßsystem oder in den Zellen des RES.

Erkennungsregeln:

1. Erythrocyten:
Scheibchenförmige, meist rotgefärbte, kernlose Gebilde, im Frischpräparat gelblich, helleres Zentrum

2. Leukocyten:
Deutlich kernhaltige Blutzellen

a) Kern füllt die Zelle fast aus; die Zelle ist so groß wie ein Erythrocyt = kleiner Lymphocyt.

b) Zelle größer als ein Erythrocyt, großer, runder Kern mit deutlichem Cytoplasmasaum = großer Lymphocyt.

c) Zelle etwas größer als ein Erythrocyt, Kern gelappt oder bröcklig, feinste violette Cytoplasmagranulation = neutrophiler Granulocyt.

d) Zelle fast doppelt so groß wie ein Erythrocyt, grobe, rötliche Granula, Kern gebogen und hantelartig = eosinophiler Granulocyt.

e) Zelle etwas größer als ein Erythrocyt; Kern rundlich; grobe, bläulich-violette Granula = basophiler Granulocyt.

f) Zelle mit 2-3facher Erythrocytengröße, eingekerbter oder nierenförmiger, exzentrisch (am Zellrand) liegender Kern = Monocyt.

Das Plasma

Es ist die „Blutflüssigkeit" und besteht aus

90 % Wasser;

6,5 - 8 g % Plasmaeiweiße (Gesamteiweiß)

mit 50 - 60 rel % Albumine (Wassertransport)

40 - 50 rel % Globuline

Salze (Natrium, Kalium, Calcium, Chloride, Phosphate, Bicarbonate usw).

Die Lymphe

Die Lymphe ist die innerhalb der Lymphgefäße transportierte Flüssigkeit. Da sie durch Filtration im Kapillarstromgebiet aus dem Blut entsteht, hat sie in der Zusammensetzung eine gewisse Ähnlichkeit mit dem Blut; Verhalten gegenüber dem Vollblut:

Höherer Wassergehalt, weniger Eiweiß
Keine Erythrocyten und Thrombocyten, selten Granulocyten
Lymphocyten werden in den Lymphknoten der Lymphe zugegeben
Die Lymphe des Darmes (Chylus) enthält nach der Verdauung viel Fettstoffe.
Fibrinogen ist vorhanden (deshalb ist die Lymphe gerinnungsfähig).

Der Liquor cerebro-spinalis

Dieses „Hirnwasser" wird im Plexus chorioideus der Hirnventrikel durch Filtration aus dem Blut gewonnen.

Wasserreich, klar (Trübungen sind pathologisch)
Eiweißarm (20 - 40 mg %)
Wenige Zellen (normal bis 5 im cmm) man nennt sie „Drittelzellen" = Lymphocyten; unter pathologischen Bedingungen (Entzündungen) stark vermehrt, dann auch Granulocyten

Aufgaben des Liquors:
Mechanischer Schutz des Hirns und Rückenmarks (Wasserkissen); Abtransport von Stoffwechselprodukten.

Das Kammerwasser des Auges ist dem Liquor sehr ähnlich.

Die Synovia

Sie wird auch als „Gelenkschmiere" bezeichnet, weil sie das Innere der Gelenkhöhlen ausfüllt und die Reibung der Gelenkflächen herabsetzt. Man findet sie weiterhin in den sogenannten Schleimbeuteln (bursae), die als kleine Wasserkissen an besonders durch Druck beanspruchten Stellen liegen (Kniescheibe). Zusamsensetzung:
Filtriertes Blutplasma (eiweißarm, wasserreich); zusätzlich Mukopolysaccharide (Schleimstoffe).

Die Synovia wird von der inneren Oberfläche der Gelenkkapseln (Synovialmembran aus Mesothelzellen) gebildet.

DIE BLUTBILDUNG

Die Blutbildung oder HÄMOPOESE beginnt beim Menschen bereits am 14. Tag nach der Eibefruchtung und durchläuft hintereinander 3 Perioden (Abb. 18):

1. Die mesoblastische Periode
2. Die hepato- lienale Periode
3. Die medulläre Periode

1. DIE MESOBLASTISCHE PERIODE

Die Blutbildungszellen dieser frühesten Zeit befinden sich im Dottersack-mesoblast (daher „mesoblastisch") des Embryos (vergleiche auch Auxilium-Entwicklungsgeschichte) und machen eine Entwicklung nach folgendem Schema durch:

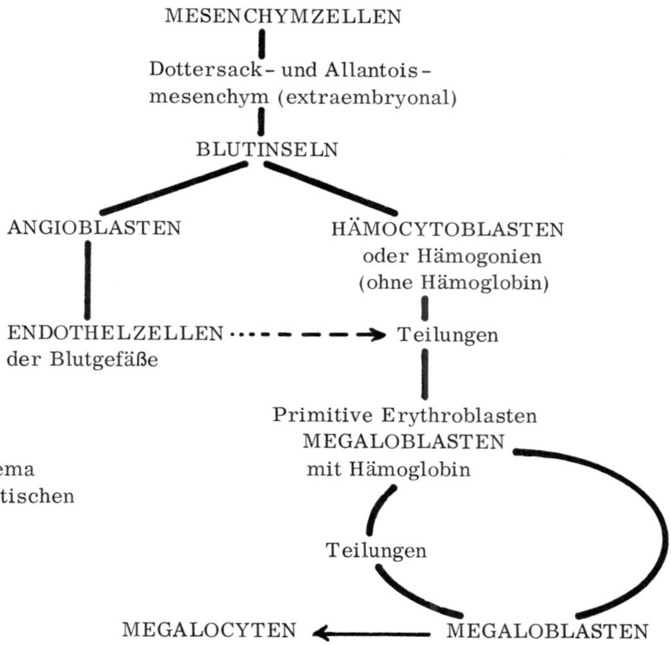

Abb. 17: Schema der mesoblastischen Periode

Die Hämocytoblasten

oder Hämogonien sind große Zellen ohne Hämoglobin. Ihre Anzahl wird z.T. durch mitotische Teilung, z.T. auch durch Abspaltung von den Endothelzellen erhöht. Einige dieser Stammzellen wandeln sich um zu den

Megaloblasten

oder primitiven Erythroblasten durch Einlagerung von Hämoglobin. Diese Zellart ist noch teilungsfähig und kann sich zu den

Megalocyten

umwandeln und dabei den Zellkern ausstoßen. Diese Megalocyten und Megaloblasten haben ein besonderes Hämoglobin = PRIMITIV-HÄMOGLOBIN oder Hb P, das sich noch in 2 Komponenten (Fraktion Gower I und II) unterteilen läßt und nach dem 2. Embryonalmonat nicht mehr auftritt.

BEACHTE: Leukocyten fehlen noch während der mesoblastischen Periode! Die mesoblastische Periode wird auch wegen der MEGALOBLASTEN manchmal als megaloblastische Periode bezeichnet.

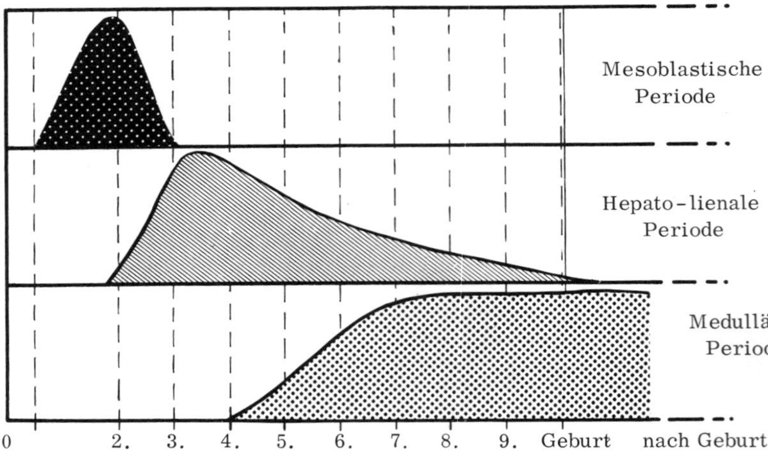

Abb. 18: Die zeitliche Folge der Blutbildungsperioden

2. DIE HEPATO-LIENALE PERIODE

Sie löst die mesoblastische Periode ab und beginnt etwa mit dem Ende des 2. Embryonalmonats zuerst in der Leber, ab 4. Embryonalmonat auch in der Milz. Sie dauert bis zum 8. oder 9. Embryonalmonat an. Die Entwicklung der Blutzellen ist hier eine andere. Die

Mesenchymzellen
in der Leber wandeln sich im Laufe der fötalen Entwicklung zu den

Retikulumzellen
um. Diese Zellen sind die primitiven Mutterzellen in dieser Blutzellperiode. Sie können sich zu zwei Arten von STAMMZELLEN umwandeln:

1. PROERYTHROBLASTEN;
es sind Stammzellen der roten Blutkörperchen; und

2. MYELOBLASTEN,
Stammzellen der weißen Blutkörperchen, mit Ausnahme der Lymphocyten.

Die weitere Differenzierung dieser Zellen zu den eigentlichen Blutkörperchen verläuft dann wie in der folgenden medullären Periode.

3. DIE MEDULLÄRE PERIODE

Bildungsort ist das Knochenmark, wo sich die Stammzellen aus Mesenchymzellen über Retikulumzellen zu den

1. Proerythroblasten und
2. Myeloblasten

differenzieren. Die Neubildung dieser beiden Stammzellen aus den Retikulumzellen ist manchmal auch beim Erwachsenen noch möglich. Die Zellen machen folgende Entwicklung durch (vergleiche auch das Schema Seite 28):

a) Die Erythropoese

Unter Erythropoese versteht man die Bildungsreihe der roten Blutkörperchen; sie beginnt mit dem

PROERYTHROBLAST

Sehr große, runde Zelle mit einem runden Zellkern und auffällig blauem (=basophiles) Cytoplasma. Am Kern liegt eine Aufhellungszone, die Sitz der Mitochondrien ist. Durch mitotische Teilungen entstehen dann jeweils 2

MAKROBLASTEN

Sie sehen wie kleine Proerythroblasten aus. Ein Teil kann wieder zu Proerythroblasten heranwachsen, ein anderer Teil spaltet sich durch Mitose zu den

NORMOBLASTEN (Erythroblasten)

Die Normoblasten sind anfänglich in den üblichen Präparaten

bläulich = basophile Normoblasten (oder Erythroblasten), dann

violett = polychromatische Normoblasten, weil durch zunehmende Einlagerung von Hämoglobin das Cytoplasma mehr saure Farbstoffe annimmt; schließlich

rot = oxyphil oder acidophile Normoblasten (Erythroblasten). Sie sind durch das Hämoglobin acidophil geworden und färben sich mit sauren Farbstoffen (z.B. Eosin)

Aus einem Makroblasten werden im allgemeinen 8 Normoblasten. Die Normoblasten sind noch kernhaltig und werden durch Kernschrumpfung = Pyknose des Zellkerns und anschließende Ausstoßung entkernt. Es hinterbleiben dann die reifen

NORMOCYTEN

oder ERYTHROCYTEN, die in das strömende Blut gelangen. Reste basophiler Cytoplasmastrukturen können noch anfangs in jungen Erythrocyten als Substantia reticulo-filamentosa nachgewiesen werden; die Zellen heißen dann RETIKULOCYTEN.

Hämoglobin ist selbst eine basisch reagierende Substanz und nimmt deshalb besonders leicht saure Farbstoffe an (acidophil). In den Normocyten des Erwachsenen findet sich das Hämoglobin A (= Adultes Hb), beim Föten und in den ersten Zellen der hepato-lienalen Periode findet sich das Hämoglobin F (= Foetales Hb); beide Hämoglobine unterscheiden sich (ebenso wie das Primitiv-Hb) nur in der Zusammensetzung der Eiweißketten des Globinmoleküls; also des Eiweißanteils.

b) Die Granulopoese

Die Granulopoese ist die Aufreihung der Entwicklungsstufen der granulierten weißen Blutkörperchen. Sie beginnt mit dem

MYELOBLAST.

Stammzelle, die sich im normalen Knochenmark nur spärlich findet. Etwas kleiner als der Proerythroblast. Kern oval, mit einem deutlichen Nucleolus. Cytoplasma nur schwach basophil. Keine Granula! Der Myeloblast ist eine ruhende Stammzelle, die nur bei besonderer Knochenmarksaktivierung wieder in Teilungen übergeht; es folgt dann der

PROMYELOCYT.

Wichtigste Stammzelle, die die meisten Teilungen zur Neubildung der Granulocyten durchführt. Größer als Myeloblast, basophiles Cytoplasma mit typischen leuchtend roten Körnchen = Azurgranula. Übergang durch Reifung zum

MYELOCYTEN.

Kleinere Zellen mit grobmaschigem Zellkern ohne Nucleolen. In dieser Stufe erfolgt die Ausbildung der typischen neutrophilen, eosinophilen oder basophilen Granula, wie sie für die reifen weißen Blutkörperchen typisch sind. Das Cytoplasma selbst wird aber zunehmend rötlich (acidophil). Es folgt der

METAMYELOCYT

oder JUGENDLICHE GRANULOCYT. Sein Zellkern ist bohnenförmig!

STABKERNIGER GRANULOCYT

ist die nächste Reifungsstufe. Sie findet sich im strömenden Blut eigentlich nur selten, vermehrt bei Entzündungen. Kern C-förmig. Reifung zum

SEGMENTKERNIGEN GRANULOCYTEN.

Häufigste und wichtigste Granulocytenform des strömenden Blutes. Der Zellkern besteht aus 3-4 durch Brücken verbundene Chromatinklumpen (= Segmente).

Je nach der Anfärbung der Granula findet man nunmehr

Eosinophile segmentkernige Granulocyten
neutrophile segmentkernige Granulocyten
basophile segmentkernige Granulocyten.

Der MONOCYT ist eine besondere Differenzierungsform der weißen Blutkörperchen; nach moderner Auffassung leitet er sich von der Stufe des Promyelocyten über eine Zwischenform (sog. Promonocyt) zum eigentlichen Monocyten ab. Der Monocyt ist die größte Zelle des strömenden Blutes. Nach anderer Auffassung soll ein Teil der Monocyten lediglich im Blut schwimmende Histiocyten darstellen.

c) Die Thrombopoese

Die Thrombopoese beschreibt die Bildung der Thrombocyten (Blutplättchen). Stammzelle beim Erwachsenen ist der

MEGAKARYOBLAST.

Seine Abstammung vom vielseitigen Myeloblasten ist wahrscheinlich. Er bildet sich durch vielfache Endomitosen (siehe Histologie, 1. Teil!) zu einer polyploiden Zelle mit Riesenkern um; es ist der

MEGAKARYOCYT

oder die Knochenmarksriesenzelle; Durchmesser bis $60\,\mu$. Bei Igeln und Katzen (und beim Embryo) findet man diese Zellen auch in der Milz! Sie sind die eigentlichen Thrombocytenbildner. Pseudopodienartige Fortsätze werden in die Blutkapillaren ausgestreckt und dann die

THROMBOCYTEN

oder Blutplättchen abgeschnürt. In der Zellkultur zerfallen die Megakaryocyten in eine Wolke aus Thrombocyten.

d) Die Lymphocytopoese

Nach allgemeiner Auffassung gehört die Bildung der LYMPHOCYTEN nicht zur Blutbildung im Knochenmark, sondern ist Bestandteil im Rahmen der Funktion der lymphatischen Organe (siehe später).

Theorien zur Blutbildung

Über die Stammzellen der Blutbildung existieren im wesentlichen 3 verschiedene Auffassungen:

1. Die Unitarier:

   1 STAMMZELLE = HÄMOCYTOBLAST! Alle anderen Blutzellen, auch die Lymphocyten, sollen sich von dieser Zelle herleiten (auch monophyletische Theorie genannt).

2. Die Dualisten:

   2 STAMMZELLEN = MYELOBLAST und LYMPHOBLAST, beide entstehen aus den noch undifferenzierten Retikulumzellen. Dabei wird der Myeloblast als Stammzelle aller Knochenmarkszellen angesehen (also Proerythroblasten und Erythroblasten, Promyelocyten, Monocyten, Megakaryoblasten).

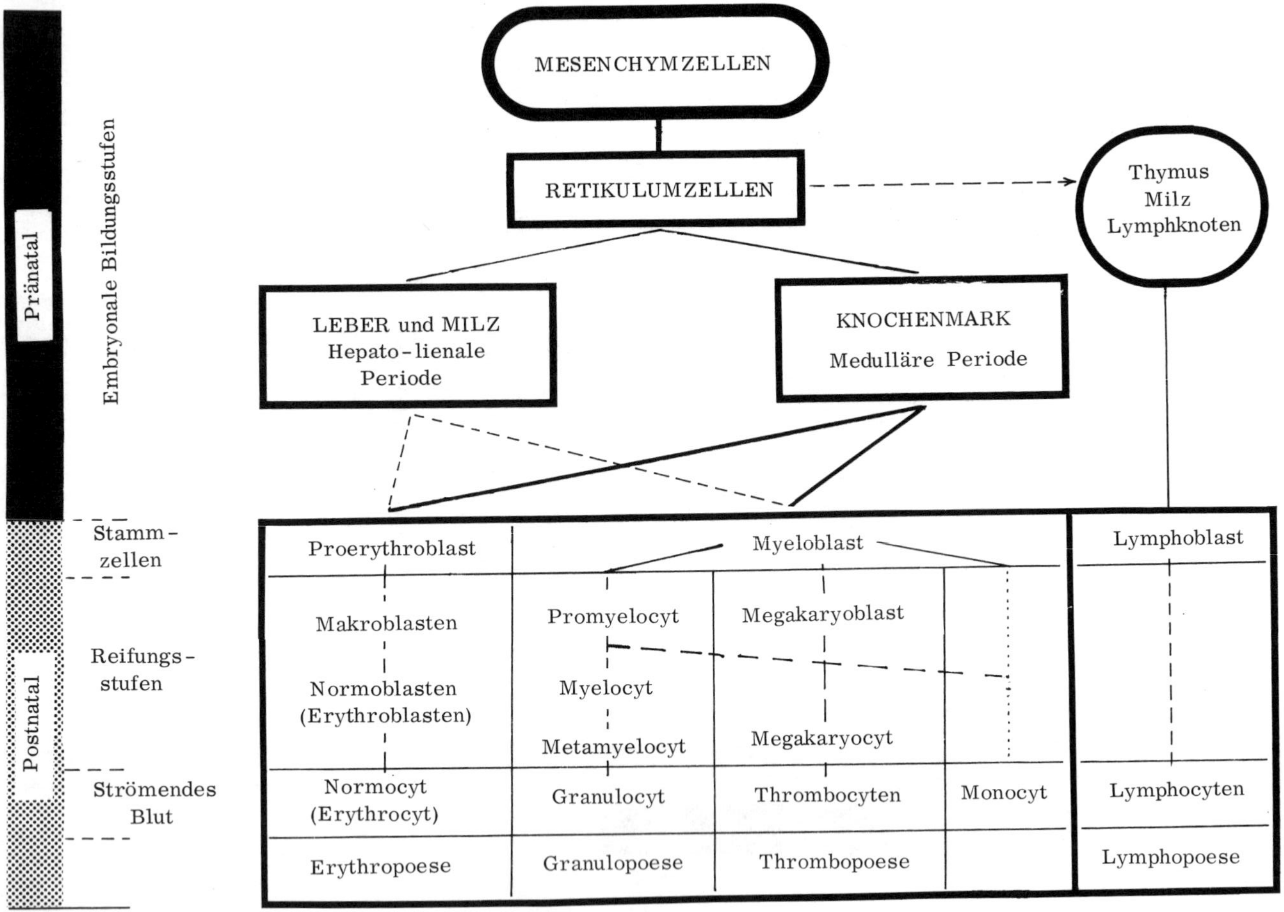
Pränatal
Postnatal
Embryonale Bildungsstufen
Stamm-zellen
Reifungs-stufen
Strömendes Blut
MESENCHYMZELLEN
RETIKULUMZELLEN
Thymus
Milz
Lymphknoten
LEBER und MILZ
Hepato-lienale
Periode
KNOCHENMARK
Medulläre Periode
Proerythroblast
Makroblasten
Normoblasten
(Erythroblasten)
Normocyt
(Erythrocyt)
Erythropoese
Myeloblast
Promyelocyt
Myelocyt
Metamyelocyt
Granulocyt
Granulopoese
Megakaryoblast
Megakaryocyt
Thrombocyten
Thrombopoese
Monocyt
Lymphoblast
Lymphocyten
Lymphopoese

3. Die Trialisten:

3 STAMMZELLEN = 1. MYELOBLAST (für Erythrocyten und Granulocyten)
2. LYMPHOBLAST
3. MONOBLAST

Die größte Wahrscheinlichkeit besitzt die Auffassung der Dualisten für die Zeit nach der Geburt; wobei allerdings eine sehr strenge Formulierung nicht eingehalten werden kann und unter krankhaften Bedingungen auch aus undifferenzierten Zellen wieder blutbildendes Gewebe wird.

oooooooooooooooooooo

Das Knochenmark

Die bereits beschriebene Blutbildung in der medullären Phase hat ihren normalen Sitz im Knochenmark. Wir verstehen hierunter das Gewebe, das die inneren Hohlräume der Knochen (Markhöhlen, Spongiosahöhlen) ausfüllt. Bei der makroskopischen Betrachtung eines aufgeschnittenen Knochens unterscheidet man drei Markarten:

1. Rotes Knochenmark (Medulla ossium rubra)
2. gelbes Knochenmark (Medulla ossium flava)
3. gelatinöses Knochenmark

DAS ROTE KNOCHENMARK

In seiner Gesamtheit bildet es das wichtigste blutbildende Organ des Menschen. Man findet es beim kleinen Kind in allen Knochen, beim Erwachsenen nur noch in den platten Knochen (Schädelknochen, Brustbein, Darmbeinschaufel) oder in den spongiösen Anteilen der Röhrenknochen (Epiphysen) sowie in den Wirbeln und Rippen. Die gesamte Knochenmarksmasse = MARKORGAN wird auf 4,5 % des Körpergewichts geschätzt; das sind 2000 - 3000 g. Davon entfällt etwa die Hälfte auf das rote Knochenmark (= 1000 - 1500 g; entspricht dem Gewicht der Leber!).

MARKSTROMA:

Wie bereits im 1. Teil im Kapitel Knochen beschrieben wurde, wird der innere Hohlraum der Knochen von einer feinen Bindegewebsschicht - dem Endost - überzogen. Hiervon ausgehend werden die Mark- und Spongiosaräume mit einem retikulären Bindegewebe ausgefüllt. In den Maschen dieses Retikulums liegen Gefäße und die Zellen der Blutbildung. Von großer Wichtigkeit ist das Verhalten der Blutgefäße innerhalb des Knochenmarks. Die durch die foramina nutritia in den Knochen eintretenden Arterien verzweigen sich zunächst in kleine Arteriolen und dann in dünnwandige Kapillaren. An die Kapillaren schließen sich dann weitlumige venöse Gefäße an, die die Bezeichnung SINUS oder SINUSOIDE tragen. Es handelt sich hier um Kapillaren mit gefensterter Basalmembran (siehe Seite 5). Das lichtmikroskopische Bild wird schematisch durch Abb. 19 erläutert. Die arteriellen Kapillaren sind noch mit einem echten Endothel ausgekleidet. Die Auskleidung der Sinusoide dagegen besteht aus besonders zarten, von den umliegenden Retikulumzellen gestützten Zellen, die offenbar auch umgewandelte Retikulumzellen darstellen, weil sie die gleichen Eigenschaften wie echte Retikulumzellen haben (Phagocytose und Speicherung). Man nennt sie UFERZELLEN. Sie können nach Speicherung oder Phagocytose sich aus dem Zellverband lösen und im Blutstrom abschwimmen.

Merke: Zellen, die ein Blutgefäß begrenzen und in ihrer <u>Form</u> wie <u>Endothelzellen</u> aussehen, ihrer <u>Herkunft</u> nach aber <u>Retikulumzellen</u> sind, werden RETIKULO-ENDOTHELZELLEN genannt.

Im Falle des Knochenmarkes heißen die die venösen Sinus begrenzenden Retikulo-endothelzellen „Uferzellen" (weil sie am Ufer des „Blutstromes" liegen). Außer der Phagocytose und der Speicherung müssen die Uferzellen noch ei-

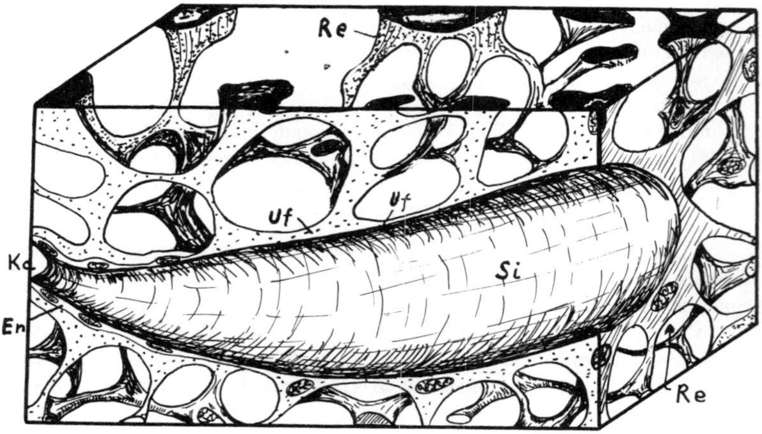

Abb. 19: Schema des Übergangs einer Kapillare in einen Sinus
Si = Sinus; Ka = Kapillare; En = Endothel; Re = Retikulumzellen; Uf = Uferzellen

ne andere Fähigkeit haben, nämlich kurzfristig reife Blutzellen in das Blut einzuschleusen. Von den Granulocyten, Monocyten und Lymphocyten weiß man, daß sie aktiv zwischen den Kittlinien der Endothel- oder Uferzellen durchwandern können. Problematisch ist dagegen der Austritt der roten Blutkörperchen. Weil keine ständigen Löcher im Sinusendothel nachgewiesen werden konnten, vermutet man ein kurzfristiges Auseinanderweichen der Uferzellen, sobald sich eine große Zahl reifer Erythrocyten angesammelt hat. Früher nahm man hier als Auslösung eine „Überfüllung" (Wachstumsdruck) in den Retikulummaschen an, heute vermutet man einen aktiven Transport unter Verformung der Erythrocyten!

Auch im blutbildenden Knochenmark finden sich immer einige Fettzellen, die aus Retikulumzellen entstanden sind und an ihrem großen runden Hohlraum (herausgelöstes Fett) erkennbar sind (Abb. 20). Die Einschleusung von Eisen in die Erythroblasten erfolgt ebenfalls aus den Retikulumzellen durch aktive Übergabe von eisenhaltigen Tröpfchen (Pinocytose).

MARKPARENCHYM:

Hierzu gehören alle Zellen der Erythropoese, Granulopoese und Thrombopoese. Weiterhin findet man Plasmazellen, die über eine Zwischenstufe aus den Retikulumzellen oder Lymphocyten entstanden sind. Siehe hierzu Abb. 20.

DAS GELBE KNOCHENMARK

Es heißt auch Fettmark und findet sich in den Diaphysen der Röhrenknochen. Es ist ein Gewebe, das zwar im frühen Kindesalter blutbildend war, beim Erwachsenen dagegen unter Verfettung in ein Ruhestadium getreten ist. Verfettet sind die Retikulumzellen. Unter hohem Blutzellbedarf kann das Fettmark wieder in blutbildendes (hämoblastisches Mark) umgewandelt werden. Somit ist das Fettmark lediglich ein besonderer Funktionszustand des Markorgans.

DAS GALLERTIGE KNOCHENMARK

Im Greisenalter oder bei manchen Erkrankungen macht das Fettmark eine Veränderung durch: das Fett verschwindet und wird durch eine gelbgraue, gallertige Masse in den Zellen ersetzt (Eiweißsubstanzen). Zellformen des Organs:

Merke:

A. Stromazellen:
Retikuläres Bindegewebe (Retikulumzellen, Retikulinfasern, Maschenräume)
Blutgefäße mit Kapillarnetzen und weiten venösen Sinusoiden
Uferzellen (Retikuloendothel) als Auskleidung der Sinusoide
Fettzellen.

B. Parenchymzellen:
Zellen der Erythropoese
Zellen der Granulopoese
Zellen der Thrombopoese
außerdem Plasmazellen, Lymphocyten vereinzelt.

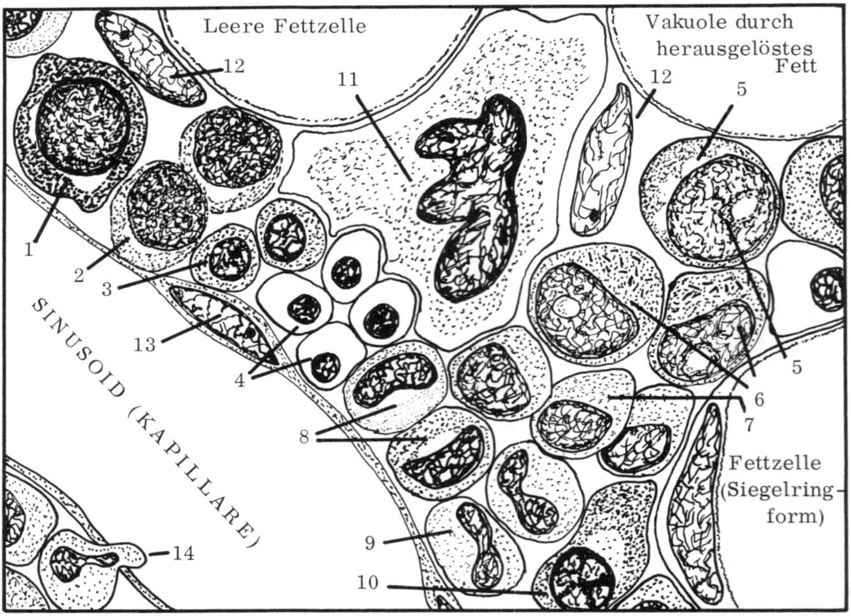

Abb. 20: Schematische Darstellung der wichtigsten Knochenmarkszellen

1 Proerythroblast; 2 Makroblast; 3 basophile Normoblasten; 4 oxyphile Normoblasten; 5 Myeloblast; 6 Promyelocyten; 7 Myelocyten; 8 Metamyelocyten; 9 Stabkernige Granulocyten; 10 Plasmazelle; 11 Megakaryocyt; 12 Kerne von Retikulumzellen aus dem Knochenmarksstroma; 13 Kern einer Endothelzelle; 14 Durchtritt eines Leukocyten (Leukodiapedese).

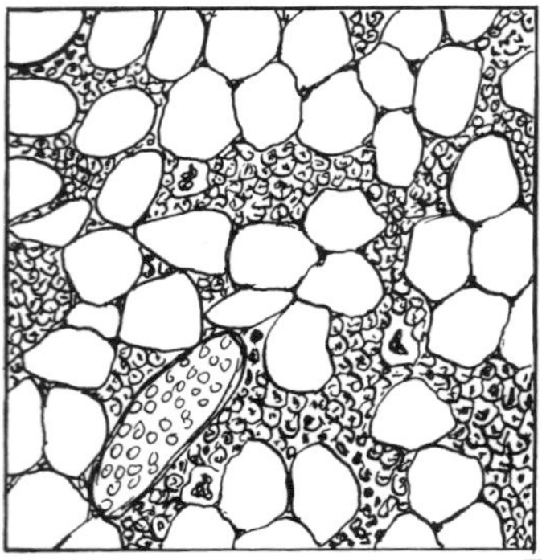

Abb. 21: Knochenmark, Übersicht

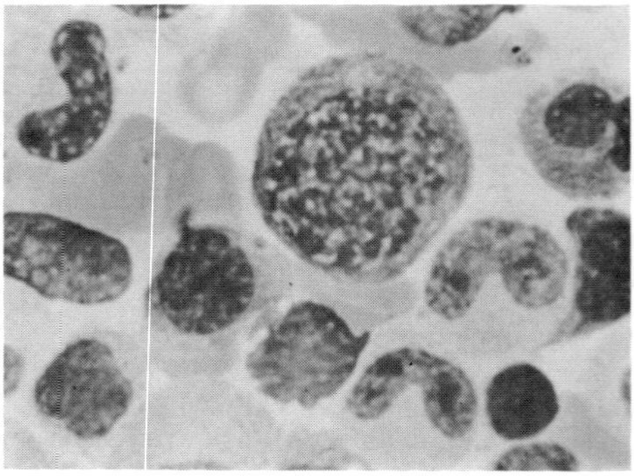

Abb. 22: Sternalpunktat, Ausstrich.

Erkennungsregeln:

Wabige Struktur des Präparates bei schwacher Vergrößerung (Abb. 21)

Verstreute, große, runde Löcher (leere Fettzellen), dazwischen Inseln mit zahlreichen Zellen.

Auffallend die verschiedenen Zellgrößen, Kerngrößen und Anfärbbarkeiten des Cytoplasmas.

Zellarten lassen sich mit einiger Übung erkennen (Abb. 20):

Proerythroblast (1): groß, dunkelvioletter runder Zellkern; Cytoplasma leuchtend hellblau; manchmal kleine Ausstülpungen („Öhrchen").

Makroblast (2): wie Proerythroblast, nur kleiner, oft in Nestern.

Normoblasten (3+4): Runde Zellkerne, dichte Struktur bis zu einem dunklen Klumpen (pyknotische Kerne); das Cytoplasma kann von lila bis zu hellrot gefärbt sein.

Myeloblast (5): Wenig im Knochenmark vorhanden. Kern meist angedeutet oval, enthält typisch hellila Nukleolen. Cytoplasma nur schwach lila (Gegensatz Proerythroblast deutlich blau)

Promyelocyt (6): Kern oval, meist gut sichtbare Nukleolen; Cytoplasma schwach lila bis blau mit heller Zone an der Einbuchtungsstelle des Zellkernes; leuchtend rote Körnchen (Azurgranula).

Myelocyt (7): grobe Zellkernstruktur, oval; Cytoplasma schwach rosa mit deutlichen Körnchen = Granula (entweder rot, blauviolett oder schwach lila).

Metamyelocyt (8): Zellkern typisch bohnenförmig.

Stabkerniger Granulocyt (9): hantelförmiger Zellkern.

Megakaryocyt (11): auffallend große Zelle, meist mit gelapptem Kern. Wenn vorhanden, ist die Diagnose „Knochenmark" kaum zu verfehlen.

DAS LYMPHATISCHE SYSTEM

Das hauptsächliche Kennzeichen dieses Systems ist die Bereitstellung von Lymphocyten (nicht von Lymphe !!). Von einem System spricht man deshalb, weil nicht ein einziges Organ, sondern eine Vielzahl, z.T. sehr andersartiger Organe, hierzu gehört. In der Kindheit bis zur Pubertät sind die lymphatischen Organe am stärksten entwickelt, danach kommt es zu einer Rückbildung (= Involution). Wir unterscheiden:

A. Lymphoretikuläre Organe:

Sie enthalten durchweg ein Stroma aus retikulärem Bindegewebe in dessen Maschen (gewissermaßen als Parenchym) die Lymphocyten liegen es sind:

1. die Lymphfollikel der Schleimhäute
2. die Lymphknoten
3. die weiße Milzpulpa

B. Lymphoepitheliale Organe:

Bei ihnen liegen die Lymphocyten in einem Verband aus Epithelzellen:

1. die Tonsillen
2. der Thymus

Die Lymphfollikel

Im reticulären Stützgerüst vieler Schleimhäute finden sich haufenförmige Ansammlungen von Lymphocyten = Lymphfollikel. Wir finden sie als

a) SOLITÄRFOLLIKEL (Folliculi lymphatici solitarii)
als „Einzelhaufen" unter den Schleimhäuten im Darmkanal, Atemwegen und Urogenitalsystem vorhanden;

b) PEYERsche PLAQUES (Folliculi lymphatici aggregati)
oder „Follikelhaufen". Zahlreiche ineinander übergehende Einzelfollikel. Sie finden sich im Dünndarm genau gegenüber dem Mesenterialansatz.

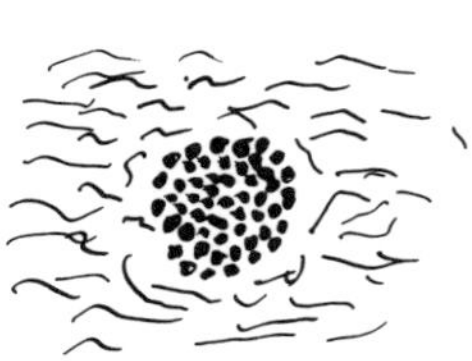

Abb. 23: Primärfollikel

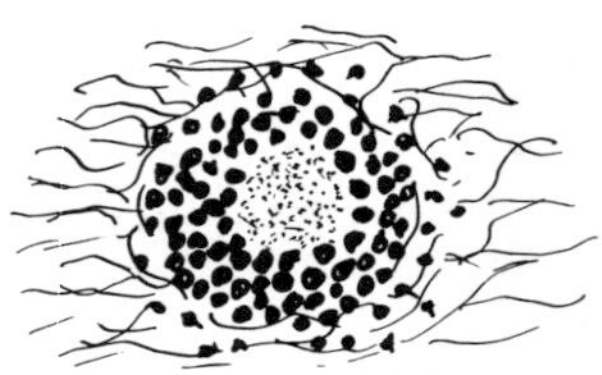

Abb. 24: Sekundärfollikel

Bei Neugeborenen (oder auch steril aufgezogenen Versuchstieren) sind die

Lymphocyten lediglich zu einem Haufen angesammelt = PRIMÄRFOLLIKEL (Abb. 23). Im Rahmen der Abwehrfunktionen gegen Bakteriengifte und Viren kommt es zu einer Änderung des Aussehens: Im Zentrum des Knötchens liegt eine helle Zone aus großen Zellen, umgeben von einem Lymphocytenring (Lymphocytenwall) = SEKUNDÄRFOLLIKEL (Abb. 24). Die Aufhellungszone hieß früher Keimzentrum, weil man sie für den Ort der Lymphocytenbildung hielt, heute dagegen Reaktionszentrum, weil die Entstehung offenbar mit den Reaktionen der lymphocytären Abwehr zusammenhängt. Die Bildung von Lymphocyten erfolgt im Randwall.

Die Lymphknoten

Die Lymphknoten (nodi lymphatici) sind rundliche bis bohnenförmige Gebilde, die in die Lymphbahnen als Zwischenstation eingeschaltet sind. Die Größe schwankt zwischen 1 mm bis zu 2,5 cm. Man kann an ihnen zunächst zwei Bauanteile unterscheiden (Abb. 25):

1. Organgerüst (Stroma)
2. das lymphatische Gewebe

1. DAS STROMA

Zum Stroma gehört eine bindegewebige Kapsel, von der Bindegewebsstränge (Balken oder Trabekel) in das Innere des Lymphknotens einstrahlen. Einzelne glatte Muskelzellen kommen (besonders in den Mesenteriallymphknoten) in der Kapsel vor. An einer Stelle - dem Hilus - treten eine Arterie und eine Vene in den Knoten ein, um das Gewebe zu ernähren. Von allen Seiten - aber meistens dem Hilus gegenüber - treten mit Klappen versehene Lymphgefäße in den Lymphknoten ein. Sie bringen die Lymphe heran und heißen deshalb „vasa afferentia" im Gegensatz zu dem „vas efferens", das am Hilus den Lymphknoten verläßt und die Lymphe fortleitet. Der Hohlraum zwischen Kapsel und Trabekeln wird von retikulärem Bindegewebe ausgefüllt.

Beachte: Das Retikulum der Lymphknoten enthält zunächst das übliche retikuläre Bindegewebe (aus Retikulumzellen, Retikulinfasern und Maschenräumen), außerdem aber eine große Zahl von besonders weiten Maschen, deren anliegende Retikulumzellen wie ein Endothel abgeflacht sind (Retikulo-endothel) und UFERZELLEN genannt werden. Solche weiten Maschenräume heißen SINUS. Alle Sinus des Lymphknotens stehen wie die Poren eines Schwammes miteinander in Verbindung und werden gemeinsam LYMPHSINUS genannt (Wege der Lymphe).

In den übrigen kleinen Retikulummaschen liegt das unten näher beschriebene lymphatische Gewebe. Nach der Verteilung der lymphatischen Zellen im Stroma unterscheidet man:

Rinde (Cortex) und Mark (Medulla)

a) Die Rinde

Ist unter dem Mikroskop sofort an dem dunklen Aussehen (viele Kerne der Lymphocyten!) und an dem Auftreten der

Lymphfollikel oder
Sekundärknötchen oder
Rindenknötchen

zu erkennen. Es handelt sich hierbei um ringförmige Gebilde mit einem hellen Zentrum und einem dunklen Rand (siehe vorher unter Lymphfollikel). Das hellere Zentrum ist das KEIM - oder REAKTIONSZENTRUM. Es enthält große, helle Zellen = als Germinoblasten bezeichnet - und kleinere Zellen mit unregelmäßigen Kernen = Sternhimmelzellen. Reste zerstörter Zellen werden als färbbare Körnchen = tingible Körperchen gefunden.

b) Das Mark

ist der Mittelteil des Lymphknotens, der frei von Sekundärknötchen ist. Von der Rinde her ziehen streifenartige Lymphocytenansammlungen in dieses Gebiet. Sie werden als

Markstränge

bezeichnet. Weil die lymphatischen Zellen in die Maschen des Retikulums eingelagert sind, sieht man von den Lymphsinus nur bestimmte Anteile, die folgendermaßen benannt sind:

RANDSINUS (Marginalsinus):
Liegt direkt unter der Kapsel kurz vor der Rindenschicht.

MARKSINUS:
Liegt als helles Gebiet um den Hilus herum im Inneren des Lymphknotens, sowie zwischen den Marksträngen.

INTERMEDIÄRSINUS:
Verbindungssinus zwischen Randsinus und Marksinus.

2. DAS LYMPHATISCHE GEWEBE

Es ist die Gesamtheit aller in den Retikulummaschen der Rinde und Markstränge vorkommenden Lymphocyten, Lymphoblasten und Plasmazellen.

Aufgabe der Lymphknoten

Einem Lymphknoten fließt durch die vasa afferentia die Lymphe einer bestimmten Körperregion zu: man spricht deshalb von „regionären Lymphknoten", z.B.:

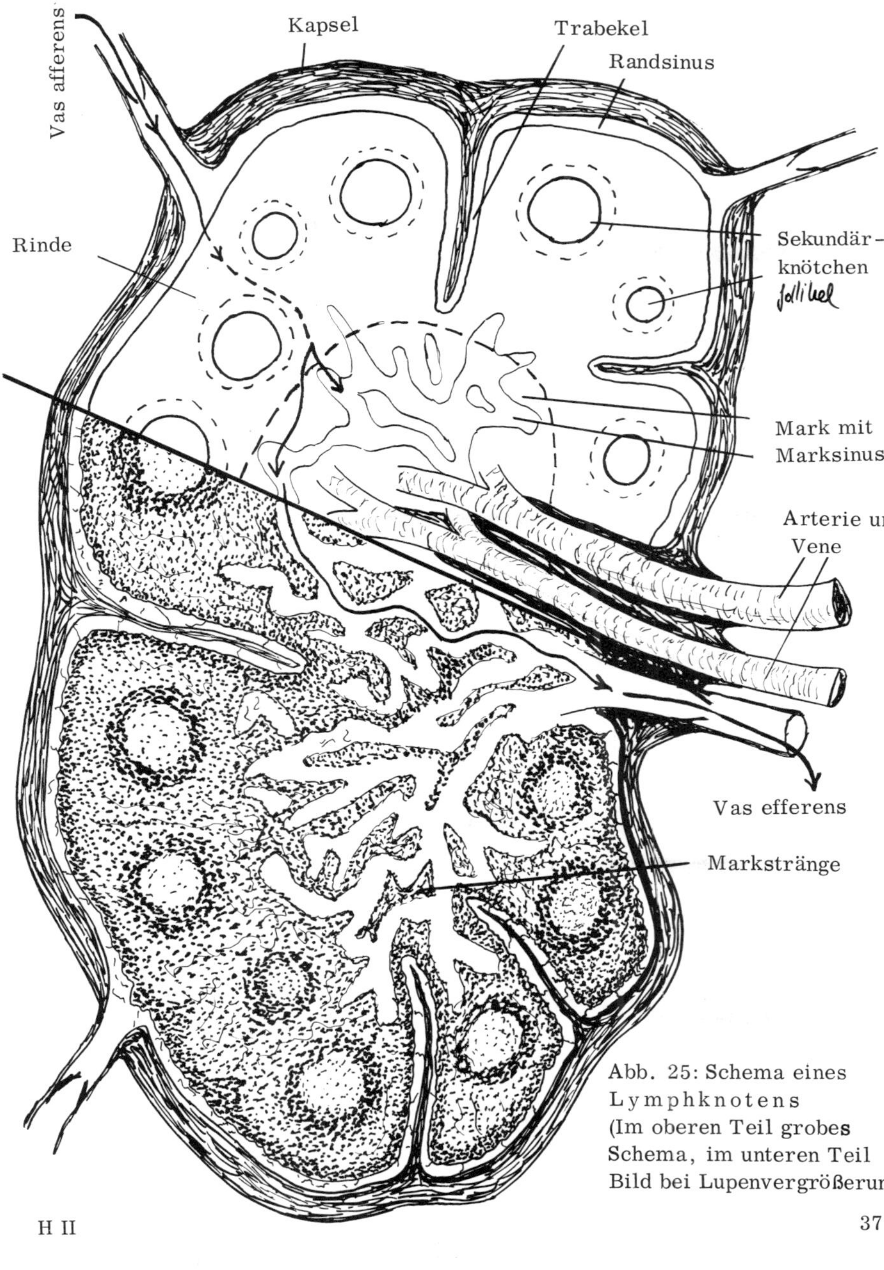

Abb. 25: Schema eines Lymphknotens
(Im oberen Teil grobes Schema, im unteren Teil Bild bei Lupenvergrößerung)

Achsellymphknoten	= Arm
Leistenlymphknoten	= Bein
Hiluslymphknoten	= Lunge
Mesenteriallymphknoten	= Darm usw.

Die Lymphe gelangt zunächst in die Randsinus und sickert dann durch die Rindenschicht in die Marksinus. Sie sammelt sich schließlich am Hilus und wird durch das vas efferens weitergeleitet.

1. Funktionen des Retikulums und des Retikuloendothels:

   a) PHAGOCYTOSE
   von Bakterien, Zelltrümmern (z.B. Erythrocyten), Viren, Fremdeiweiß; sog. „biologischer Filter".

   b) SPEICHERUNG
   von Ruß, Steinstaub (Hiluslymphknoten), Farbstoffen (Tätowierungen), Fetten (Mesenteriallymphknoten), Hämoglobin, usw. Stark speichernde Zellen werden Makrophagen genannt. Sie können sich abrunden und mit der Lymphe abgeschwemmt werden.

   c) ABFANGEN VON GESCHWULSTZELLEN
   Trennen sich von einer bösartigen Geschwulst Zellen ab, dann können sie auf dem Lymphwege in die Lymphknoten gelangen, werden hier zum Teil zurückgehalten und können dann weiterwachsen (sog. Lymphknotenmetastasen).

   d) BLUTBILDUNG UND ZELLBILDUNG
   Unter krankhaften Bedingungen (myeloische Leukaemie) können im Lymphknoten Myeloblasten entstehen. Bei anderen Krankheiten entstehen hier abartige Zellen (z.B. STERNBERGsche Riesenzellen bei Lymphogranulomatose).

2. Funktion des lymphatischen Anteils:

   a) LYMPHOCYTOPOESE
   Durch mitotische Teilung von Lymphoblasten im Randwall eines Sekundärknötchens entstehen Lymphocyten. Die abströmende Lymphe enthält 10 mal mehr Lymphocyten als die zuströmende.

   b) ANTIKÖRPERBILDUNG
   Die Lymphocyten bilden Antikörper gegen Viren, Toxine und Eiweißstoffe.

Merke: Gerüst eines Lymphknotens:
Kapsel, Trabekel, retikuläres Bindegewebe.

Maschenwerk heißt Lymphsinus,
sichtbar als Rand- und Marksinus.
Auskleidung der Sinus durch Retikuloendothel (Uferzellen).

Lymphatisches Gewebe:

aus Lymphocyten, Lymphoblasten, Plasmazellen. Bildet die Rindenschicht und die Markstränge. Sekundärknötchen (Rindenknötchen) der Rinde mit hellem Reaktionszentrum und dunklem Lymphocytenwall.

Erkennungsregeln:
Meist Schnitte durch einen ganzen Knoten (rundlich oder bohnenförmig). Deutlich erkennbar kleine helle Kreise (Reaktionszentren) mit dunklem, kernhaltigem Rand (Lymphocytenwall). Direkt unter der Kapsel liegt ein schmaler, heller Saum (Randsinus). Die Knotenmitte enthält helle und dunkle Streifen (Markstränge und Marksinus). Gegenüber den Tonsillen am Fehlen des Epithels und dem Vorhandensein einer Bindegewebskapsel zu unterscheiden.

Die Milz

Beim Schnitt durch das Organ Milz (lien oder splen) lassen sich zwei große Anteile erkennen:

1. das Stützgerüst (Stroma)
2. die Pulpa

DAS STÜTZGERÜST

Das Stützgerüst oder Stroma besteht aus:

Milzkapsel (Tunica fibrosa)

Gekreuzt verlaufende Kollagenfaserbündel mit elastischen Netzen, bei manchen Tieren auch mit glatten Muskelzellen.

Peritonealüberzug (Tunica serosa)

Ein spiegelnd glatter Überzug der Kapsel aus Mesothelzellen, wie sie allgemein im Peritoneum vorkommen.

Milztrabekel

oder Balken ziehen als bindegewebige Stränge sowohl von der Kapsel als auch von der Milzwurzel (Hilus) in das Innere und bilden ein grobes Stützgitterwerk. Am Milzhilus treten die Arteria lienalis und ein Nerv in das Milzstroma ein, die Vena lienalis tritt heraus.

DIE PULPA

Hierzu gehört das gesamte zwischen Kapsel und Trabekeln liegende Gewebe. Es ist ein retikuläres Bindegewebe, dessen Feinbau weiter unten erläutert wird. Es wird in eine WEISSE und ROTE PULPA unterteilt. Der Feinbau der Milz wird am leichtesten durch Kenntnis der Gefäße verstanden.

DIE ARCHITEKTUR DER MILZ

Zur Erläuterung des Textes bediene man sich der Abb. 26. Vom Hilus ausgehend verläuft die Milzarterie in den Trabekeln und verzweigt sich in weitere Trabekel hinein (TRABEKELARTERIEN). Schließlich tritt sie in die Pulpa hinaus und heißt PULPAARTERIE. An einer Stelle verdichtet sich das Retikulum um eine solche Pulpaarterie herum und enthält massenhaft Lymphocyten. Dieser Lymphocytenmantel wird LYMPHSCHEIDE genannt, die hindurchziehende Arterie heißt jetzt LYMPHSCHEIDENARTERIE (oder Zentralarterie oder Knötchenarterie). Beim Austritt aus der Lymphscheide zweigt sich die Arterie pinselartig auf (PINSELARTERIEN, art. penicillata). Kurz vor dem Ende des Pinsels ist jedes Gefäß von einer Hülle oder Hülse aus besonders verdichtetem retikulärem Gewebe umgeben (HÜLSENARTERIE oder Hülsenkapillare). Anschließend öffnet sich die Arterie und kann ihren Inhalt in die Maschen des Retikulums der Pulpa ergießen.

Beachte:

> Die Milz ist die einzige Stelle im Körper, wo das Blut normalerweise die Blutgefäße verläßt und sich in ein Gewebe hinein ergießt (offenes Blutgefäßsystem!).

Aus den Maschen des Pulparetikulums sammelt sich das Blut in besonders weiten Räumen, den MILZSINUS. An diese schließen sich kurze VENÖSE KAPILLAREN, die das Blut an die PULPAVENEN weitergeben, an. Die

Art. lienalis
Balkenarterien
Pulpaarterien
Lymphscheidenarterien (Zentralart.)
Pinselarterien
Hülsenarterien (Hülsenkapillaren)
Retikulum der Milz
venöse Sinus
venöse Kapillaren
Pulpavenen
Balkenvenen
Vena lienalis

Pulpavenen treten in die Trabekel ein und werden damit zu den BALKENVENEN (die Balkenvenen haben nur eine Intima, weil der Balken selbst das Lumen offenhält!). Die Balkenvenen schließlich fließen zur VENA LIENALIS zusammen. Hieraus ergibt sich nun folgender Gefäßverlauf (siehe Seite 40).

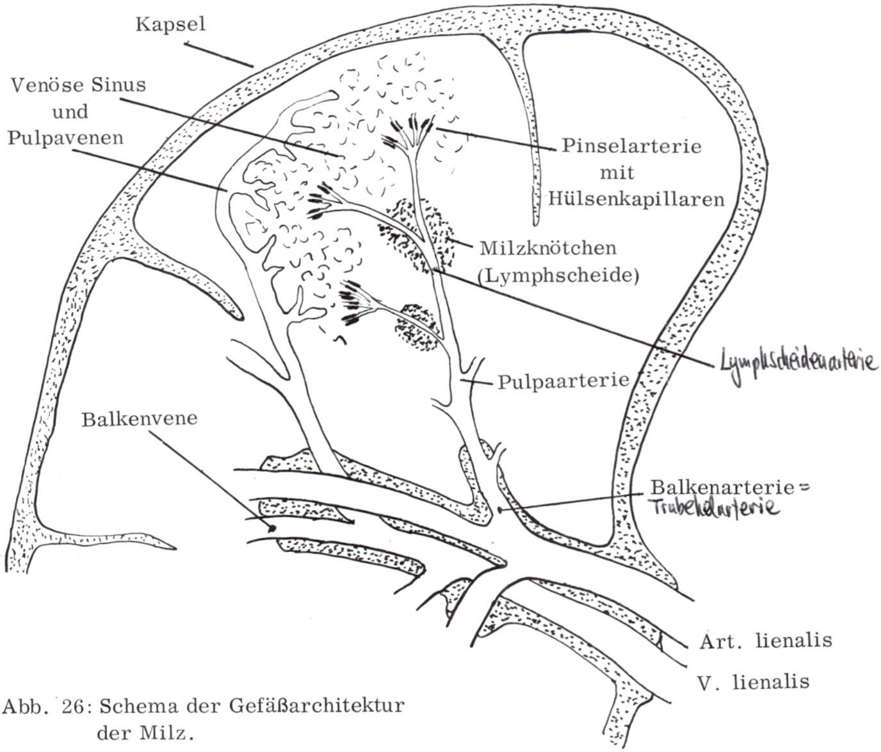

Abb. 26: Schema der Gefäßarchitektur der Milz.

DIE WEISSE PULPA

Zur weißen Pulpa gehören alle in der Milz vorhandenen lymphoretikulären Gefäßscheiden mit den Lymphocyten. Der Name wurde gewählt, weil auf einem Schnitt durch die Milz diese Gewebsanteile als weiße Pünktchen erkennbar sind.

1. Lymphscheiden und Milzknötchen

Die Adventitia der Pulpaarterie und das umliegende Retikulum der Pulpa (Abb. 27) sind dicht mit Lymphocyten vollgepackt. Man nennt diese Umhüllung Lymphscheide, wenn sie in der Aufsicht spindelförmig oder oval ist.

Milzknötchen (Malpighisches Körperchen), wenn sie kugelförmig ist.

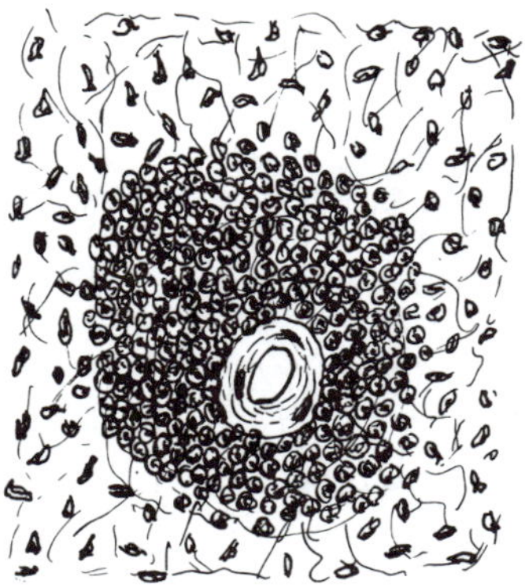

In den Lymphscheiden liegt die Arterie in der Mitte (Zentralarterie), in den Milzknötchen mehr am Rande. Von dieser Arterie ziehen feine Kapillaren (WEIDENREICHsche Knötchenkapillaren) durch die Lymphocytenumhüllung und münden im Retikulum.

Abb. 27
Milzknötchen oder MALPIGHIsches Körperchen mit Lymphscheidenarterie (Zentralarterie).

2. Die Hülsenarterien

Das letzte Stück der Pinselarterien ist von einer Hülle besonders dicht liegender Retikulumzellen umschlossen (Schweigersche Kapillarhülse Abb. 28). Die Aufgabe dieser Hülse ist unbekannt. Manche Autoren halten sie für ein Ventil, das den Rückstrom von Blut in die Gefäße bei Kontraktion der Milzkapsel verhindern soll (bei Tieren!), andere sehen hierin eine Filteranlage, in der Plasma von Blutkörperchen getrennt werden kann. Die Hülsenarterie geht über in eine Kapillare, deren Endothel gitterartig angeordnet ist. Durch die Lücken des Gitters können Blutbestandteile in das Retikulum austreten.

DIE ROTE PULPA

Unter Roter Pulpa versteht man die Gesamtheit des weichen Milzinhaltes, das von rötlichem Aussehen bei Blutfüllung ist, mit Ausnahme der unter Weißer Pulpa genannten Gebilde.

3. Das Milzretikulum (Rote Pulpa)

Die gewebliche Grundlage bildet ein retikuläres Bindegewebe. Über die gitterartigen Kapillaren können die Maschenräume mit Blut gefüllt werden. Wegen dieser Blutfüllung erscheint das Retikulum auf einem Schnitt rot und heißt Rote Pulpa. Die Retikulumzellen haben Gelegenheit, in direkten Kontakt mit den Erythrocyten und sonstigen Blutzellen zu kommen. Alte Erythrocyten scheinen eine Veränderung ihrer Zelloberfläche zu besitzen, die den Retikulumzellen ermöglicht, sie festzuhalten. Die angeklebten Erythrocyten werden in die Retikulumzelle aufgenommen (Phagocytose) und abgebaut (Vorgang der Blutmauserung). Mit Erythrocyten beladene Retikulumzellen heißen MILZMAKROPHAGEN. Die Retikulumzellen liegen hier um einen Blutstrom herum. Sie werden deshalb

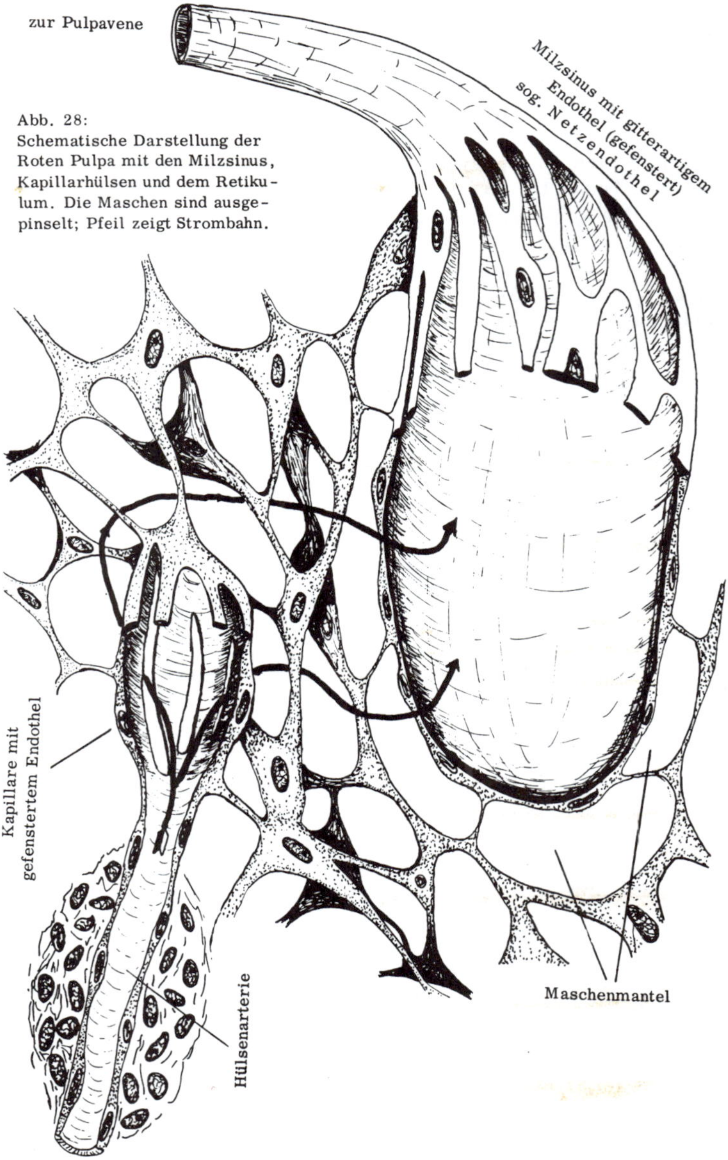

Abb. 28:
Schematische Darstellung der Roten Pulpa mit den Milzsinus, Kapillarhülsen und dem Retikulum. Die Maschen sind ausgepinselt; Pfeil zeigt Strombahn.

ebenfalls Retikuloendothelzellen genannt. Größere Mengen von Erythrocyten können im Milzretikulum gespeichert werden (Blutzellspeicher mancher Tiere), die bei Bedarf dem strömenden Blut zugemischt werden. Hierzu gelangen die Blutzellen zuerst in die Milzsinus. Das gleiche gilt für die Thrombocyten.

4. Die Milzsinus

Es handelt sich um weite Räume innerhalb der roten Pulpa (Abb. 28). Sie sind mit einem besonderen Netzendothel (Sonderform der Retikulumzellen) versehen: Die Zellen liegen wie die Gitterstäbe eines Drahtkorbes und werden durch Ringfasern reifenartig zusammengehalten. Das übrige Retikulum der Milz ist um jeden Sinus konzentrisch angeordnet = Maschenmantel. Durch die Lücken des Netzendothels treten die Blutbestandteile in die weiten venösen Sinus ein und können dann den größeren Venen zugeführt werden. Auch die Endothelzellen dieser Sinus können phagocytieren. Neben dem Blutverlauf, wie in Abb. 28 gibt es aber auch ein direktes Einmünden von Kapillaren in die Sinus.

AUFGABEN DER MILZ

1. Phagocytose von Erythrocytenbruchstücken (Beteiligung an der Blutmauserung). Die Erys zerfallen aber im strömenden Blut!
2. Direkte Erythrocytenzerstörung bei besonderen Krankheiten (Hämolytische Anaemien!); nur in diesem Fall gilt der Satz: „Die Milz kann der Schlachthof der Erythrocyten werden".
3. Abbau von Granulocyten
4. Lymphocytopoese in der Weißen Pulpa
5. Phagocytose von Bakterien in den Retikulumzellen („septische Milz")
6. Speicherung von Lipoiden, besonders ausgeprägt bei Speicherkrankheiten (z.B.: Kerasin bei Morbus Gaucher, Sphingomyelin bei Morbus Niemann-Pick).
7. Immunisierungsvorgänge finden in der weißen Pulpa statt und führen zur Antikörperbildung durch die dortigen Lymphocyten. Der Mensch hat einen „Immunisierungstyp".
8. Blutzellspeicherung. Die Speicherung von roten Blutkörperchen ist beim Menschen gering ausgebildet, dagegen findet man den „Speichertyp" mit aktiver Zellentleerung bei schnellaufenden Tieren (Pferde) oder Raubtieren (Hunde, Katzen).
9. Thrombocytenspeicher. Auch die menschliche Milz enthält einen Großteil der Thrombocyten (Thrombocyten-pool) und kann sie auf Reiz (Adrenalin!) ausschütten.
10. Blutbildung findet sich normalerweise während der hepato-lienalen Periode des Föten in der Milz, beim Erwachsenen dagegen nur bei Krankheiten (z.B. bei myeloischer Leukaemie oder als Ersatzblutbildungsstätte bei Knochenmarksverödung = Osteo-

myelofibrose).

11. E i s e n s p e i c h e r u n g . Beim Haemoglobinabbau (roter Blutfarbstoff) entsteht zunächst das eisenhaltige Pigment H a e m o s i d e r i n , aus dem das Eisen als dreiwertiges D e p o t e i s e n herausgespalten werden kann (das freie Serumeisen ist zweiwertig!).

Erkennungsregeln:
Im Hämalaun-Eosin-Präparat sieht man große, rötliche Stellen (Rote Pulpa mit Erythrocyten), in denen violette Punkte (Weiße Pulpa) liegen. Diese Stellen bei stärkerer Vergrößerung betrachtet: in einigen dieser violetten Stellen liegt in der Mitte ein Gefäß! (Zentralarterie). Trabekel aus Bindegewebe. Retikulumzellen.

Die Tonsillen

Diese lympho-epithelialen Organe liegen im Bereich des Rachens und bilden dort den „lymphatischen Rachenring" (WALDEYERscher Rachenring). Hierzu gehören:

1. Die Gaumenmandel - Tonsilla palatina
2. die Zungenmandel - Tonsilla lingualis
3. die Rachenmandel - Tonsilla pharyngica

Als Beispiel sei die G A U M E N M A N D E L beschrieben (Abb. 29). Sie liegt rechts und links in der Tonsillennische zwischen den Gaumenbögen. Sie ist überzogen von mehrschichtigem, unverhorntem Plattenepithel (Mundschleimhaut), das sich als kleine Grübchen in die Tiefe senkt (sog. K r y p t e n), ca 15-20. Direkt unter dem Epithel liegt retikuläres Bindegewebe, dessen Maschen von zahlreichen Lymphocyten ausgefüllt sind. Innerhalb dieses lymphatischen Saumes liegen hin und wieder Sekundärknötchen, d.h. innerhalb eines dichten Lymphocytenringes liegt ein helles Reaktionszentrum. Das Plattenepithel wird von den Lymphocyten durchwandert und dabei aufgelockert. Die Lymphocyten selbst können im Speichel als „Speichelkörperchen" nachgewiesen werden zusammen mit Granulocyten. Die Kryptenbildung dient offenbar der Oberflächenvergrößerung. Die Mandeln sind von einer dichten Fasermasse eingekapselt, so daß sie bei der operativen Entfernung aus ihrem Bett herausgeschält werden können.

Die A u f g a b e d e r T o n s i l l e n besteht in der Bereitstellung von L y m p h o c y t e n . Diese wiederum können durch häufigen Kontakt mit Mundbakterien usw. zur A n t i k ö r p e r b i l d u n g angeregt werden. Anscheinend geben alle Mundinfektionen zuerst Reaktionen an den Tonsillen. Von den Tonsillen führen Lymphbahnen zu den regionären Lymphknoten am Hals, die sicher jeder schon einmal gespürt hat (sie schwellen schmerzhaft an bei Tonsillenentzündungen) und stellen die außen tastbaren Knötchen dar; die Tonsillen selbst sind von außen nie tastbar.

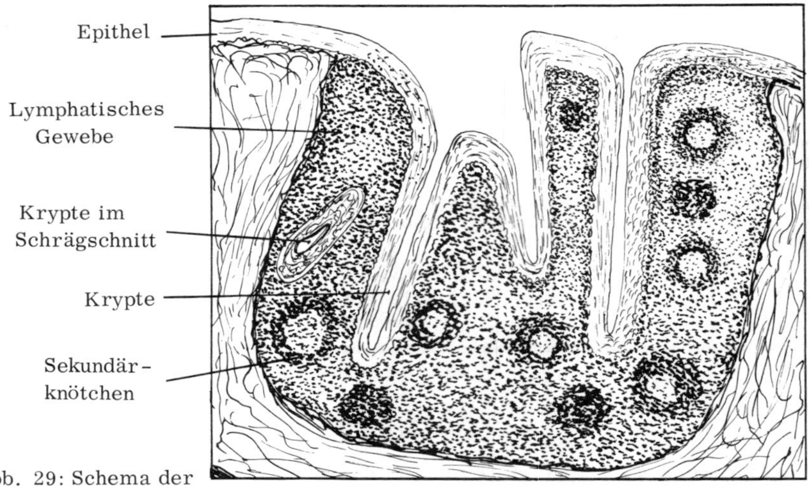

Abb. 29: Schema der Tonsilla palatina

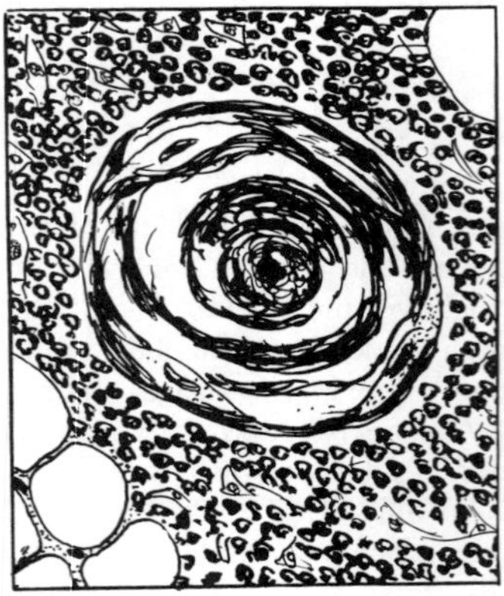

Abb. 31: HASSALL'sches Körperchen im Thymus

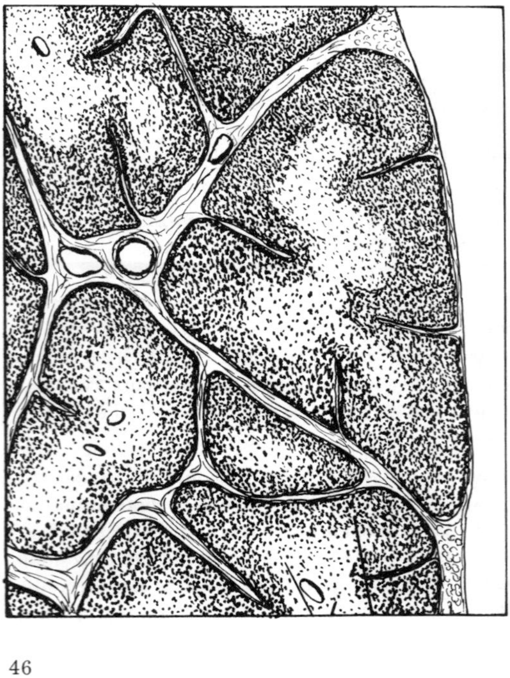

Abb. 30: Schnitt durch den Thymus eines Kindes

Die Z U N G E N M A N D E L liegt am Zungengrund. Ansammlung von lymphatischem Gewebe, z.T. mit Sekundärknötchen. Kein einheitliches Organ, sondern verstreut liegende Einzelkrypten (Zungenbälge).

Am Rachendach liegt die R A C H E N M A N D E L , ein Gebiet von Schleimhautfalten, unter denen das lymphoide Gewebe liegt. Das Epithel besteht aus mehrreihigem Flimmerepithel, weil das Rachendach schon zum Anfangsteil des Respirationstraktes gehört.

Merke:

Die Tonsillen bestehen aus Einsenkungen des Epithels = K r y p t e n oder vorspringenden Epithelleisten (Tonsilla pharyngica). Darunter retikuläres Bindegewebe mit Lymphocyten angefüllt. Einzelne Sekundärknötchen. Lymphocyten durchwandern das Epithel (Lympho-epitheliale Organe!).

Aufgabe: Bildung von Schutzstoffen gegen Mundinfektionen; lokale Infektabwehr.

Erkennungsregeln:

1. G a u m e n m a n d e l
Unverhorntes, mehrschichtiges Plattenepithel mit Einsenkungen. Darunter lymphatisches Gewebe mit Sekundärknötchen. Immer mehrere Krypten erkennbar.

2. Z u n g e n m a n d e l (Z u n g e n b ä l g e)
Unverhorntes, mehrschichtiges Plattenepithel, aber nur wenige Krypten. Außerdem immer Teile der Zungenmuskulatur und Drüsen zu erkennen. Die Zungenbälge sind relativ klein.

3. R a c h e n m a n d e l
Mehrreihiges Flimmerepithel über dichtem lymphatischen Gewebe.

Der Thymus

Der Thymus (Bries) rechnet wegen seines Gehaltes an Lymphocyten zu den l y m p h o - e p i t h e l i a l e n Organen. Er liegt im vorderen Mediastinum, ventral der Trachea. Die größte Entwicklung hat er im Kindesalter, später wird er durch Fetteinlagerung umgebaut zum r e t r o s t e r n a l e n F e t t k ö r p e r .

Makroskopisch ist der Thymus ein baumartig verzweigtes Organ, bei dessen Querschnitt man den scheinbaren Eindruck eines aus L ä p p c h e n zusammengesetzten Organs erhält. Diese scheinbaren Läppchen lassen im Schnitt ein M A R K und eine R I N D E erkennen. In einem histologischen Präparat sind die einzelnen Läppchen durch Bindegewebe getrennt (Abb. 30). Das Grundgewebe des Organes ist ein Retikulum, das aus dem embryonalen Epithel des Entoderms entstanden ist (siehe AUXILIUM-Repetitorium der Entwicklungsgeschichte). Dieses Retikulum ist in jedem Läppchen am Rand dicht mit Lymphocyten angefüllt. Sie heißen auch „Thymocyten" und ergeben die dunkle Rindenzone. Das Mark besteht in der Hauptsache aus epitheloiden Zellen. Wichtig ist das Vorkommen der HASSALLschen Körperchen (Abb. 31). Das sind zwiebelschalenartig geschichtete Retikulumzellen, die im Inneren der Zellkugel degenerieren. Ihre Aufgabe ist unbekannt; bei schweren Infekten sind sie vermehrt, bei chronischem Hunger vermindert. Früher rechnete man den Thymus zu den Hormondrüsen; ein spezifischer Wirkstoff (Hormon) ist allerdings nicht gefunden worden. Die neueren Ansichten sehen in dem Organ den wichtigsten Lymphocytenbildner beim neugeborenen Kind. Hier werden die „kleinen Lymphocyten" gebildet, die schließlich auch andere Lymphorgane besiedeln!

Der Thymus des Erwachsenen hat ebenfalls noch Läppchenbau, doch ist eine Unterteilung in Rinde und Mark nicht mehr möglich, weil die Zellen des Organgerüstes verfettet sind = Thymusfettkörper. Dazwischen liegen kleine Inseln fettfreien Thymusgewebes, in denen sich Hassallsche Körperchen finden. Die Rückbildung heißt Thymus-Involution.

Merke:

Läppchenbau; Rindenzone und Mark. Grundgewebe: Retikulum aus epithelialen Zellen. Massenhaft Lymphocyten (Thymocyten) in der Rinde. Hassallsche Körperchen. Verfettung beim Erwachsenen (Retrosternaler Fettkörper).

Erkennungsregeln:

Betrachten mit bloßem Auge oder Lupe: Läppchen, durch Bindegewebe getrennt. Dunkle Rinde, helles Mark. Bei stärkerer Vergrößerung HASSALLsche Körperchen im Mark.

Wenn viel Fettzellen zu sehen sind: Die Zellinseln betrachten; sie enthalten Hassallsche Körperchen (als Unterscheidungsmerkmal gegenüber einem Knochenmarksbild!).

DAS RETIKULO-ENDOTHELIALE SYSTEM

Dieses System ist nicht in einem einzigen Organ zusammengefaßt, sondern verteilt sich über den ganzen Körper. Man kann das eigentliche Retikulo-endotheliale System (RES) erweitern zum Retikulo-histiocytären System (RHS), wenn man die freibeweglichen Phagocyten hinzurechnet. Der Begriff stammt von dem Pathologen Ludwig ASCHOFF.

Zum R.E.S. gehören:

Retikulum- und Retikulo-endothelzellen
der Milz
der Lymphknoten (Lymphsinus)

des Knochenmarks
die von KUPFERschen Sternzellen der Leber
die Kapillarendothelzellen der Nebennierenrinde, Hypophyse und der Lunge

Wenn man vom R.H.S. (Retikulo-histiocytäres System) spricht, dann meint man außerdem noch

die Monocyten des Blutes
die Histiocyten des Bindegewebes.

Kennzeichen des R.E.S.:

1. Phagocytose von Zelltrümmern, Bakterien und großen Molekülen (Makrophagen) und deren Abbau.
2. Speicherung von Farbstoffen, Ruß, Kristallen und Pigmenten
3. Alle Zellen sind mesenchymaler Herkunft
4. Alle Zellen liegen unmittelbar an einem Flüssigkeitsstrom (Uferzellen)
5. Alle diese Zellen können gemeinsam erkranken (z.B. als RETIKULOSE, eine bösartige Wucherung des RES).

ooooooooooooooooooo

DIE ATMUNGSORGANE

Zu den Atmungsorganen gehören:

I. die luftleitenden Organe
   Nase (mit Nasennebenhöhlen)
   Kehlkopf (Larynx)
   Trachea und Bronchien

II. das gasaustauschende Organ
   Lunge mit den Alveolen

Über die luftleitenden Organe kann man sich folgenden grundsätzlichen Aufbau merken:

A. Ein STÜTZSKELET
   Es ist knöchern (Nase, Nasennebenhöhlen) oder knorpelig (Kehlkopf, Trachea, Bronchien).

B. Eine SCHLEIMHAUT
   Sie hat eine aus der Abb. 32 ersichtliche grundsätzliche Gliederung, die nur je nach der Örtlichkeit und den speziellen Anforderungen etwas verändert ist:

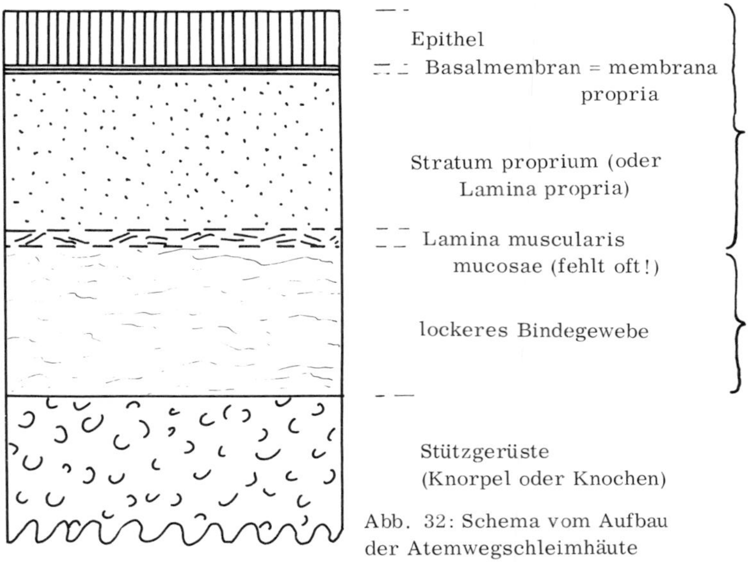

Abb. 32: Schema vom Aufbau der Atemwegschleimhäute

Alle luftleitenden Wege sind mit dem gleichen respiratorischen Epithel ausgekleidet. Es handelt sich um ein mehrreihiges Flimmerepithel (siehe Abb. 33 und 1. Teil), in das viele Becherzellen eingelassen sind. Häufig liegen Becherzellen in Gruppen zusammen. Man spricht dann von „intra- oder endoepithelialen Drüsen". In der Lamina propria finden sich tubulo-alveoläre Drüsen (sero-mukös), die durch Ausführungsgänge ihr Sekret auf die Epitheloberfläche entleeren. Das Sekret dient als Schutz vor Austrocknung und mechanischen Einflüssen.

Die Nase

Innerhalb des knorplig-knöchernen Stützskeletes der Nase liegen:

A. der NASENVORHOF (vestibulum nasi)
mit mehrschichtigem Plattenepithel
Schweiß- und vielen Talgdrüsen
und mit besonderen Borstenhaaren (Vibrissae).

B. die NASENHÖHLE (cavum nasi)
mit zwei durch verschiedenes Epithel gekennzeichneten Schleimhautbezirken:
I. Regio respiratoria
Größter Teil der Nasenschleimhaut; besitzt das typi-

sche respiratorische Epithel (Abb. 33).

II. R e g i o   o l f a c t o r i a

Enthält ein besonderes Sinnesepithel (R i e c h e p i t h e l); umfaßt die obere Nasenmuschel (concha nasalis superior) und den oberen Anteil des Nasenseptums (Abb. 34).

Die Nasennebenhöhlen besitzen das gleiche respiratorische Epithel wie die Nase, nur ist es weniger dick ausgebildet.

DIE NASENSCHLEIMHAUT

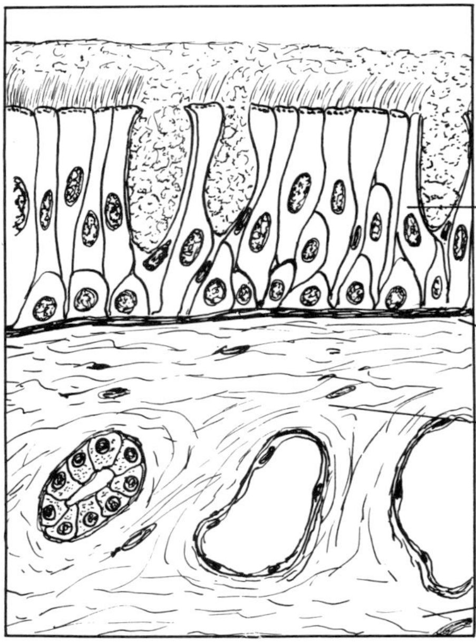

Abb. 33: Aufbau der N a s e n s c h l e i m h a u t

Respiratorisches Epithel (mehrreihiges Flimmerepithel mit Becherzellen)

Basalmembran

Lamina propria mit sero-mukösen Drüsen

Submukosa mit Venengeflechten (sog. Schwellgewebe)

Die gemischten Schleimdrüsen der Nase (Glandulae nasales) stellen eine B e f e u c h t u n g s a n l a g e für das Epithel dar und sättigen die Atemluft mit Wasserdampf. Durch Reizung (Schnupfen!) können erhebliche Mengen des Sekretes gebildet werden. In der Submukosa der Nasenmuscheln liegen zahlreiche Venengeflechte, in denen durch Sperreinrichtungen (Drosselvenen !) Blut aufgestaut werden kann (sog. S c h w e l l g e w e b e; kennt jeder: „verstopfte" Nase bei einem Schnupfen !). Normalerweise dienen die Venengeflechte der E r w ä r m u n g der Atemluft und der Regulierung der durchströmenden L u f t m e n g e !

DIE RIECHSCHLEIMHAUT

Die Riechschleimhaut (Abb. 34) liegt in der regio olfactoria. Sie zeigt Stütz-

und Riechzellen. Die Stützzellen sind lange, zylindrische Zellen, die sich im unteren Drittel verschmälern und dann mit einem Fuß auf der Basalmembran aufsetzen. Ihre Kerne sind oval. Verbrauchte Zellen werden abgestoßen und aus Ersatzzellen (Basalzellen) ergänzt. Sie werden von Tonofibrillen durchzogen.

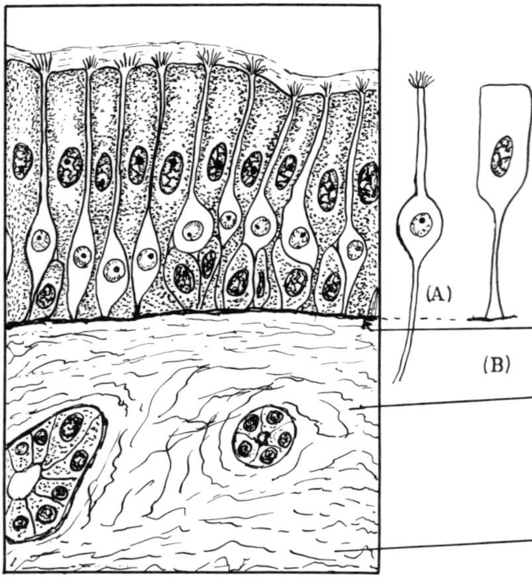

Abb. 34:
Die Riechschleimhaut

Epithel mit
A Riechzellen
B Stützzellen

Basalmembran

Lamina propria mit glandulae olfactoriae (BOWMANsche Drüsen)

Submukosa

Die Riechzellen sind in der Schleimhaut liegende bipolare Nervenzellen. Sie sind an ihrem runden, hellen Kern von den Stützzellen zu unterscheiden. Ihr Zelleib liegt in den von den Stützzellen freigelassenen Räumen. Einen Fortsatz schicken sie an die Epitheloberfläche (mit den „Riechhärchen" versehen), ein anderer geht als Neurit direkt zum Gehirn (die fila olfactoria des Bulbus olfactorius).

Die BOWMANschen Drüsen (Gll. olfactoriae) sind eine Spüleinrichtung, durch die das Sinnesepithel von alten Riechstoffen befreit und gegen neue Reize empfindlich gemacht wird. - Der Mensch hat gegenüber den meisten Tieren nur ein geringes Riechvermögen (mikrosmatisch); besonders geruchempfängliche Tiere (Hund) sind durch eine starke Ausbildung ihres Riechapparates gekennzeichnet (makrosmatisch).

oooooooooooooooooooo

Der Kehlkopf

Das Stützgerüst des Kehlkopfes ist knorplig. Nach dem histologischen Bild kann man unterscheiden:

Hyaliner Knorpel

Alle Bestandteile, die nur der Stützfunktion dienen, wie der Schildknorpel (cartilago thyreoides = Thyreoid), Ringknorpel (Cricoid) und die beiden Gießbeckenknorpel (Aryknorpel) außer ihren Spitzen.

Elastischer Knorpel

Findet sich in allen Knorpelteilen, die bei der Atmung oder beim Sprechen beansprucht werden: Kehldeckel (Epiglottis), die Spitzen der Aryknorpel, sein processus vocalis (als Ansatz für das Stimmband = lig. vocale) und einige kleinere Knorpelstückchen.

Der hyaline Knorpel neigt beim Manne nach dem 30. Lebensjahr zur Verknöcherung.

Die Schleimhaut

Der größte Teil besteht aus der typischen Schleimhaut des Respirationstraktes mit dem mehrreihigen Flimmerepithel.
Ausnahme:
Die Stimmbänder (Plicae vocales) und die orale Seite des Kehldeckels haben wegen ihrer höheren mechanischen Beanspruchung unverhorntes, mehrschichtiges Plattenepithel.

Im Bindegewebe ist ein elastisches Faserwerk ausgebildet, das als Conus elasticus vom Ringknorpel zum Schildknorpel zieht. Sein oberer freier Rand liegt in der Stimmfalte (plica vocalis) und bildet das lig. vocale. - Die Kehlkopfmuskulatur ist quergestreift.

Erkennungsregeln:

Von den Kehlkopfanteilen wird meistens nur der Kehldeckel (Epiglottis) gefragt und vorgelegt: Eine Spange aus elastischem Knorpel (siehe 1. Teil). Auf einer Seite Bindegewebeschicht mit unverhorntem mehrschichtigem Plattenepithel, auf der anderen Zylinderepithel, z.T. mit Flimmersaum.

Die Trachea

Die Luftröhre ist ein etwa 10 - 12 cm langes Rohr, das unterhalb des Ringknorpels (entspricht der Höhe des 6. Halswirbels) beginnt und bis zur Gabelung (Bifurcatio tracheae) in Höhe des 5. Brustwirbels reicht. An der Gabelung steht ein Sporn = Carina trachea in das Lumen hinein. An der Trachea kann man unterscheiden:

1. Die Schleimhaut (Tunika mucosa)

Typisches respiratorisches Epithel mit Flimmerepithelzellen und Becherzellen. Der Flimmerstrom ist zum Kehlkopf gerichtet (also nach außen). In der Lamina propria liegen gemischte Drüsen (glandulae tracheales). Eine typische Submucosa fehlt.
Beachte: Die Carina hat mehrschichtiges Plattenepithel!

2. Das Stützgerüst (Tunika fibrocartilaginea)

Es besteht aus 16 - 20 hufeisenförmigen Spangen hyalinen Knorpels (Abb. 35). Nach dorsal sind die Spangen geöffnet und werden durch eine Lage glatter Muskeln (m. transversus tracheae) zusammengehalten. Dieser „paries membranaceus" erlaubt eine Weiterstellung oder Verengung der Luftröhre. Ebenso läßt er dem dahinter vorbeiziehenden Ösophagus Raum zur Ausdehnung beim Schluckakt. In der Längsrichtung sind die Knorpelspangen durch kollagene Fasern (sog. Lig. interanulare) verbunden. Sie sind wie ein Scherengitter angeordnet und erlauben dadurch eine Dehnung der gesamten Luftröhre in der Längsrichtung.

3. Adventitia (Tunika adventitia)

Es ist die der Luftröhre außen anliegende Bindegewebsschicht, die die Verbindung mit den Nachbarorganen herstellt und die Luftröhre befestigt.

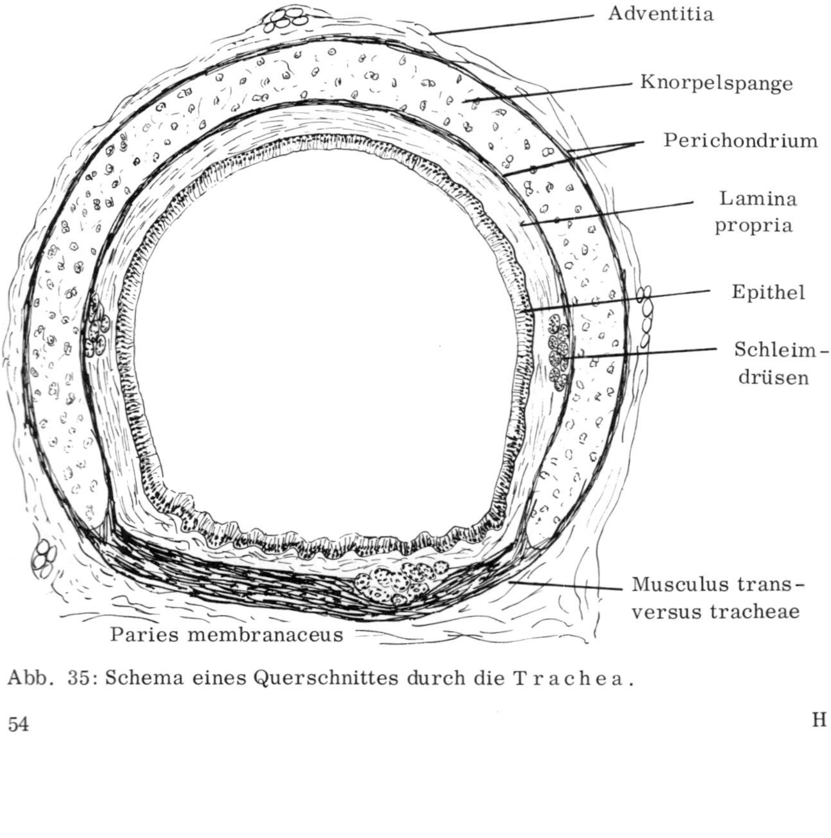

Abb. 35: Schema eines Querschnittes durch die Trachea.

Erkennungsregeln:
Meist Querschnitte; kreisförmiges bis ovales Präparat. In der Wandung hyaliner Knorpel, zum Lumen hin Bindegewebe und respiratorisches Epithel. Den paries membranaceus erkennt man an der Faltung der Schleimhaut und an einer dünnen Muskellage.

Die Lunge

Innerhalb der Lungen wird eine Austauschmöglichkeit zwischen Blut und Luft geschaffen. Auf den Präparaten lassen sich drei verschiedene hierzu erforderliche Einrichtungen erkennen:

1. DIE BRONCHIEN

Sie sind die Aufzweigungen des luftleitenden Apparates im Anschluß an die Trachea. Sie dienen ausschließlich der Leitung der Gase.

2. DIE ALVEOLEN

Die Alveolen sind das spezifische Element der Lunge, durch dessen Epithelüberzug die Austauschvorgänge verlaufen. Sie liegen am Ende der feinsten Verzweigungen des Bronchialsystems.

3. DIE LUNGENGEFÄSSE

Die Kapillaren der Lungen liegen zwischen den Alveolen und stellen die Wege für das zum Gaswechsel vorbeiströmende Blut dar. Das Kapillarnetz der Lungen ist sehr dicht

Die Bronchien

Die Aufzweigung der Bronchien in immer kleinere Äste wird als Bronchialbaum bezeichnet; die Aufteilung erfolgt überwiegend durch Zweierteilung (dichotome Spaltung).

Trachea
- li und re Stamm- oder Hauptbronchus
  - Lappenbronchus (3 re, 2 li)
    - Läppchenbronchus
      - Bronchulus terminalis
        - Bronchulus respiratorius I., II., III. Ordnung
          - Ductus alveolaris (Alveolargänge)
            - Sacculus alveolaris (Alveolensäckchen)

Merke:
Bronchien enthalten immer Knorpel, Bronchioli dagegen sind immer knorpelfrei.

Ep
Lm
hK

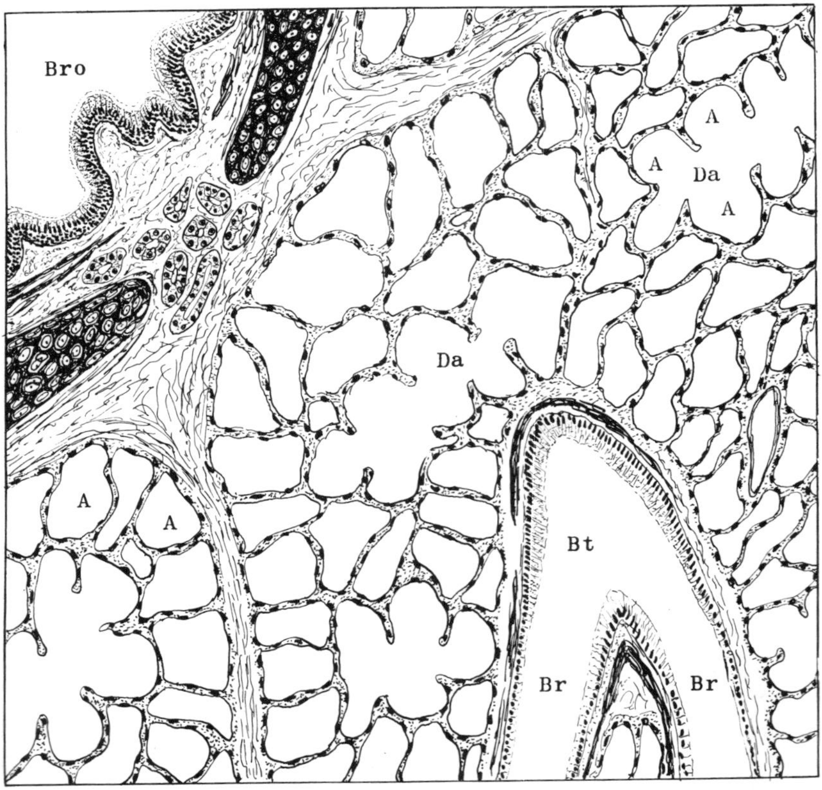

Abb. 36: Schematischer Schnitt durch Lungengewebe (starke Vergrößerung).

Bro = Bronchusquerschnitt; Ep = Flimmerepithel; Lm = Lamina muscularis mucosae innerhalb der Lamina propria (Ringmuskulatur); hK = hyaline Knorpelplättchen; A = Alveolen; Da = Ductus alveolaris; Bt = Übergang des Bronchiolus terminalis in den Bronchiolus terminalis (Br).

Der Ductus alveolaris gehört nicht mehr zum eigentlichen luftleitenden Apparat, weil seine Wände bereits aus den gaswechselnden Alveolen bestehen.

Durch Bindegewebesepten werden alle zu einem Bronchiolus respiratorius gehörigen Alveolengänge zu einer Traube = Acinus zusammengefaßt. Zwei solcher Acini werden wiederum durch weiteres Bindegewebe zu einem Läppchen = Lobulus vereint. Viele Läppchen wiederum sind zu einem Segment verbunden, das durch einen Hauptast der Lappenbronchien (sog. Segmentbronchien) versorgt wird. Die Segmente können chirurgisch als Einzelbestandteile des Lungengewebes entfernt werden (Segmentresektionen). Je 10 Segmente auf beiden Seiten setzen die Lungenlappen = Lobi zusammen. Hieraus ergibt sich als Schema

Acinus --- Lobulus --- Segment --- Lobus.

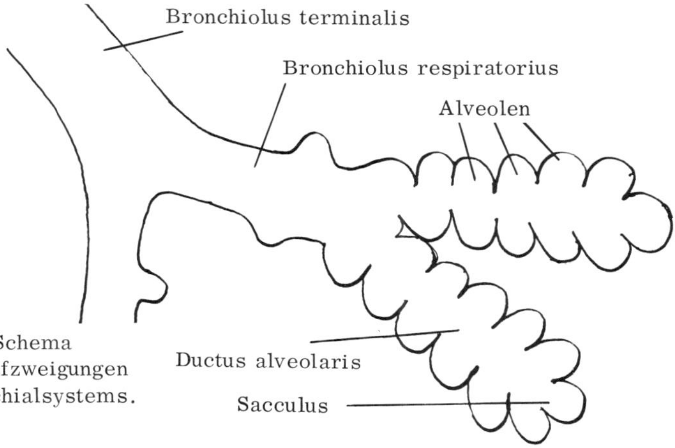

Abb. 37: Schema der Endaufzweigungen des Bronchialsystems.

Die Haupt- und Lappenbronchien haben einen ähnlichen Bau wie die Trachea. Die kleineren Bronchien haben keine Knorpelspangen mehr, sondern Plättchen (zunächst hyaliner Knorpel, in den feinsten Bronchien aber elastisch). Die Muskulatur ist nicht mehr auf eine Wandpartie begrenzt, sondern liegt als Ringmuskelschicht (zirkulär bis schraubig) unter der Schleimhaut. Sie bewirkt auch die an den Präparaten erkennbare Faltung der Bronchusschleimhaut. Eine ausgesprochene Submukosa fehlt, dafür ist eine Schicht elastischer Netze ausgebildet, in der Lamina propria liegen zahlreiche Schleimdrüsen (glandulae bronchales), die das Bronchialsekret produzieren.

Die Schleimhaut der Bronchien und des Bronchiolus terminalis ist mit mehrreihigem Flimmerepithel und Becherzellen ausgestattet. Im Bronchiolus respiratorius wird das Epithel kubisch und hat keine Flimmern mehr.

Die Alveolen

Sie sind der eigentliche Ort der Gasstoffwechselvorgänge zwischen Blut und Luft. Sie treten bereits vereinzelt in den Wandungen der Bronchioli respiratorii auf und geben ihnen je nach Anzahl die Zusatzbezeichnung I., II. oder III. Ordnung. Die Gesamtzahl aller Alveolen des Erwachsenen wird auf etwa 300 Millionen geschätzt.

Im Lichtmikroskop sind folgende Einzelheiten (Abb. 38) an einer Alveole zu erkennen: Die

Alveole (Lungenbläschen)
würde in räumlicher Aufsicht wie ein Becher (Fruchtbecher einer Eichel oder Eierbecher) oder Körbchen aussehen. Die Öffnungen dieser Becher gehen zum Ductus alveolaris; an den Seitenwänden sind die jeweils benachbarten Alveolen verwachsen und besitzen gemeinsame Wände. Diese Wände können durch Alveolarporen durchbrochen sein. In der Alveolarwand liegt in dichter Folge ein

Kapillarnetz,
das vom Alveolarrand (als „Becherrand") her durch eine Arterie gespeist und am Grund des Bechers über eine Vene entblutet wird. Zwischen diesen Kapillaren liegt ein

Bindegewebegeflecht
aus elastischen und kollagenen Fasern, die am Alveolarrand mit einzelnen Muskelzellen verbunden sind. Das Bindegewebe gibt der Alveole die genügende Elastizität für die Dehnungen während der Atmung. Kapillaren und Bindegewebe werden tapetenartig überkleidet durch die

Alveolarepithelzellen.
Diese Zellen haben folgende Aufgaben:

1. als Deckzellen überkleiden sie die Alveolarwände. Ihr Cytoplasma ist durch zahlreiche Cytosomen körnig-getrübt, daher auch als Körnchenzellen bezeichnet; in den Cytosomen scheinen gespeicherte Substanzen abgelagert zu sein.

2. Als Alveolarphagocyten werden die gleichen Zellen bezeichnet, wenn sie sich mit Ruß, Blutresten, Staub, Bakterien usw. aus dem Alveolarraum vollgeladen haben. Sie können sich dann aus dem Zellverband lösen, abrunden und mit dem Sputum ausgehustet werden (typisches Beispiel: Herzfehlerzellen = Alveolarphagocyten, beladen mit Hämosiderin aus Blutungen in die Alveolen bei Stauungen im Lungenkreislauf).

Anmerkungen: Auf den üblichen mikroskopischen Lungenschnitten scheinen die Zellenkerne der Alveolarzellen in den Lücken oder „Nischen" zwischen Kapillaren und Bindegewebsfasern zu liegen; man sprach deshalb auch von Nischenzellen. Die Fläche zwischen zwei benachbarten Nischenzellen erscheint auf Querschnitten leer, weshalb man an bloßliegende Kapillarwände an diesen Stellen dachte. Bei Versilberungen stellten sich diese Zwischenflächen als scheibchenförmige, von den Nischenzellen scheinbar getrennte Stellen dar, die als KERNLOSE PLATTEN bezeichnet wurden (diese Bezeichnung ist aufgegeben worden!).

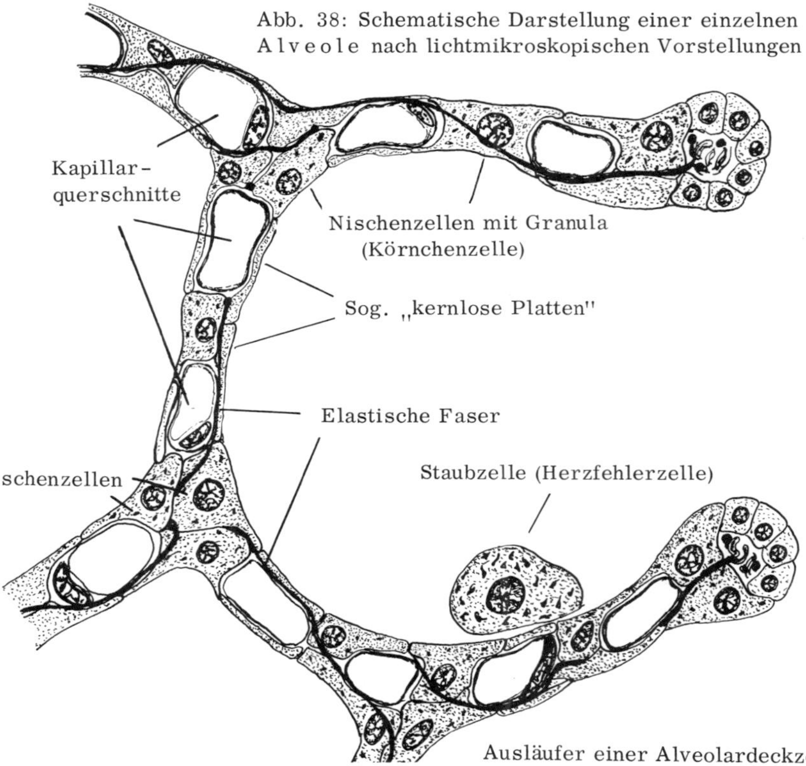

Abb. 38: Schematische Darstellung einer einzelnen Alveole nach lichtmikroskopischen Vorstellungen

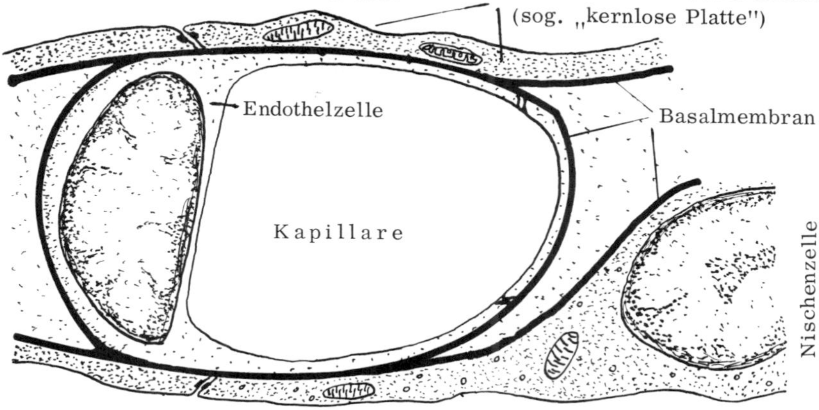

Abb. 39: Schema vom elektronenmikroskopischen Bau der Alveolenwand.

Beachte: Die Kammerung der Lungeninnenfläche ist ein zweckmäßiger Vorgang zur Erhöhung der Atemnutzfläche. Der erwachsene Mensch verfügt über etwa 80 qm Atemoberfläche.

DER BINDEGEWEBSAPPARAT DER LUNGE (STROMA)

Jede Alveole ist mit einem Körbchen aus elastischen Fasern umgeben, die an der Öffnung jedes Bläschens einen Ring bilden (wie der Rand eines Topfes).

Bei Zerstörungsprozessen der Alveolen (Abszesse) kann man die elastischen Fasern im Auswurf nachweisen. Der elastische Rand ist oft durch glatte Muskeln verstärkt. Durch feine Retikulinfasern und einzelne Kollagenfasern wird der elastische Faserkorb verstärkt.

Die gröberen Faserelemente des Lungenstromas bestehen aus kollagenen und elastischen Fasern. Besonders die elastischen Fasern sind wichtig. Sie geben der Lunge das Bestreben, sich immer wieder zusammenzuziehen. Deshalb schnurrt die Lunge in sich zusammen, sobald Luft in die Thoraxhöhle (Pleuraspalt!) einströmen kann (Pneumothorax). Auch die Ausatmung beruht auf der Eigenelastizität des Lungengewebes und ist deshalb ein passiver Vorgang. Bei Zerstörung der elastischen Fasern kommt es zur „Überblähung" der Lunge (Emphysem), wobei aus mehreren Alveolen durch Verlust der elastischen Zwischenwände eine große Emphysemblase wird. Solche Lungen büßen einen Teil ihrer Atemnutzfläche ein. Die Verteilung des Bindegewebes erfolgt in Septenanordnung:

Interalveoläres Septum: zwischen den einzelnen Alveolen (Faserkorb)

Interductuläres Septum: zwischen den Alveolengängen

Interacinöses Septum: trennt zwei Acini innerhalb eines Läppchens

Interlobuläres Septum: unterteilt die einzelnen Läppchen

Die Pleura pulmonalis wird als Eingeweideüberzug auch als Pleura visceralis bezeichnet im Gegensatz zur Pleura costalis, die wegen der Auskleidung der inneren Thoraxwand auch Pleura parietalis heißt.

Die Lungenblutgefäße

In das Organ „Lunge" treten zwei Gefäßsysteme ein, die verschiedenen Aufgaben dienen:

I. Vasa publica (Arbeitskreislauf)

Das sind die Arbeitsgefäße der Lunge, d.h. sie sind für die speziellen Aufgaben der Lunge erforderlich. Hierher gehören:

die Art. pulmonalis und ihre Äste,
die Alveolenkapillaren,
die Vv. pulmonalis und ihre Äste.

Beachte: Die Arteria pulmonalis führt *sauerstoffarmes*, aber kohlensäurereiches Blut; die Venae pulmonales bringen *sauerstoffreiches*, kohlensäurearmes Blut zum Herzen.

II. *Vasa privata* (nutritiver Kreislauf)

Hierzu gehören besondere Gefäße, die nur zur Ernährung des Organes selbst dienen. Das sind:

die Aa. bronchiales
(2 entspringen aus dem Aortenbogen links,
2 aus der 3. und 4. Interkostalarterie rechts).
Die Vv. bronchiales
(münden in die Vv. azygos und hemiazygos).

Ein Teil des Blutes wird auch in die Alveolenkapillaren gegeben.

Zwischen beiden Gefäßsystemen gibt es Verbindungen - *Anastomosen* - durch *Sperrarterien* verschließbar. Auch eine Umgehung des Kapillargebietes der Alveolen durch arterio-venöse Anastomosen ist möglich.

Die Gefäße treten in Begleitung der Bronchien am Hilus der Lungen ein, folgen dem Bronchialbaum und verzweigen sich mit ihm. Im Gebiet der Alveolengänge erfolgt Aufteilung in sehr viele Kapillaren (dichtestes Kapillarnetz des Körpers). Der Abfluß erfolgt in Venen, die zunächst zur Pleura visceralis hinziehen und dann in die Bindegewebssepten zwischen den Acini eintreten. Die größeren Venen ziehen dann neben dem Bronchialsystem zum Hilus zurück. Alle Gefäße verlaufen in einer Bindegewebshülle aus lockerem Bindegewebe, so daß sie bei den Atemexkursionen möglichst wenig gedehnt werden. - Teilweise können Kapillargebiete schlechter durchströmt werden und so beträchtliche Blutmengen zurückhalten. Demnach läßt sich die Lunge als ein *funktioneller Blutspeicher* auffassen.

Die Lymphbahnen entstehen um die Alveolen herum und ziehen innerhalb des Bindegewebes der Gefäße (perivasculär) oder der Bronchien (peribronchial) zum Hilus.

DIE SCHUTZMASSNAHMEN DER ATMUNGSORGANE

1. *Schleimüberzug* der luftleitenden Wege (Atemfeuchtigkeit, Staubfang).
2. *Flimmerstrom* trägt Fremdkörper nach außen (in den Bronchien und der Trachea aufwärts zum Rachen, in der Nase abwärts zum Rachen; verschmutztes Sekret muß abgehustet werden (wichtig bei bettlägerigen Patienten!).
3. Gegen Ansaugen gröberer Fremdkörper schützt der *Verschluß des Kehlkopfes* (durch Epiglottis usw.).
4. Gegen Bakterien und Giftstoffe sind *lymphatische Organe* vorhanden:

a) tonsilla pharyngica am Rachendach

b) verstreute Solitärknötchen in der Submukosa der respiratorischen Schleimhäute.

5. Phagocytosetätigkeit der Alveolarphagocyten in den Alveolen. Sie heißen Körnerzellen wegen ihrer eigenen Granula, Staubzellen, wenn sie durch Phagocytose Staubpartikel aufgenommen haben und sich aus dem Epithelverband lösen, Herzfehlerzellen, wenn sie bei einem Herzfehler mit Lungenstauung mit Hämosiderin (Pigment aus abgebautem Hämoglobin) beladen sind.

6. Staubteile werden auch im Lymphsystem abtransportiert und kommen in den Hiluslymphknoten („Hilusdrüsen", Lymphonodi bronchales) zur Ablagerung; oft als Anthrakose (Kohlenstaublunge) sichtbar.

Merke:

Lunge hat zwei Anteile: Luftleitend und gasaustauschend.

Luftleitend sind die Bronchien:

Bestandteile: Hyaline Knorpelspangen, in kleineren Bronchien Knorpelplättchen, z.T. elastisch. Ringmuskulatur, elastisches Fasernetz, respiratorische Schleimhaut mit Drüsen.

Gasaustausch in den Alveolen des Ductus alveolaris. Alveolarepithelzellen. Dazwischen zahlreiche Kapillarnetze.

Jede Alveole hat ein Retikulinfasergerüst und ein elastisches Körbchen.

Blutversorgung durch zwei Systeme:

nutritiv: Aa. bronchiales
Vv. bronchiales

funktionell: A. pulmonales
Vv. pulmonales

Anastomosen zwischen beiden Systemen.

Erkennungsregeln:

Bei Lupenvergrößerung sieht man ein Netz mit großen Maschen. Innerhalb der Maschen liegen größere Hohlräume. Das können sein: Bronchien, Venen, Arterien. Unterscheidung bei stärkerer Vergrößerung:

Arterien und Venen: nach den Erkennungsregeln im Kapitel Gefäßsystem.

Bronchien: Mehrreihiges Flimmerepithel, Knorpel, Drüsen, Ringmuskulatur.

Bronchiolus terminalis: kein Knorpel, aber zylindrisches Epithel, Muskulatur.

Bronchiolus respiratorius: kubisches Epithel, kein Knorpel, Muskellagen.

Von den Alveolen sieht man in den üblichen Präparaten nur die Wände aus Zellsträngen, in die hin und wieder Zellkerne eingestreut sind (Kerne der Nischenzellen und Kapillarendothelzellen)

DIE VERDAUUNGSORGANE

Die Verdauungsorgane und das Parenchym ihrer Drüsen entwickeln sich aus dem beim Embryo zunächst angelegten entodermalen Darmschlauch. Hierbei heißt der craniale Abschnitt KOPFDARM, der caudale RUMPFDARM. Ein wichtiger Bestandteil des Darmrohres sind die Schleimhäute, so benannt wegen ihrer feuchtglatten Oberfläche. Der Aufbau ist bereits im Prinzip an den Schleimhäuten der Atemwege erläutert worden (die Atemwege sind auch aus dem Entoderm entstanden). Beim Rumpfdarm von der Speiseröhre an kommen noch weitere Schichten hinzu. Man muß sich zum besseren Verständnis des Magen-Darmkanals die folgende Wandschichtung unbedingt merken (Abb. 40):

I. Tunica mucosa (Mukosa)
Sie ist die eigentliche Schleimhaut und besteht aus drei Anteilen:

1. EPITHEL
a) mehrschichtiges, unverhorntes Plattenepithel von den Lippen (Lippenrot) bis zum Mageneingang (Cardia) und am After; sog. „cutane Schleimhaut" (hautähnlich).
b) einreihiges Zylinderepithel vom Mageneingang bis zum After. Heißt auch „echte Schleimhaut". Sie ist mit den spezifischen Resorptions- und Sekretionsaufgaben betraut.

2. LAMINA PROPRIA (Bindegewebslamelle der Schleimhaut)
auch Lamina fibrosa, Tunica propria oder Stratum proprium genannt. Vom Epithel durch die Basalmembran (membrana propria) getrennt. Lockeres Bindegewebe. Dient als Epithelbefestigung und zur Ernährung (mit Gefäßen und Nerven). Drüsen kommen häufig vor.

3. LAMINA MUSCULARIS MUCOSAE
liegt unter der Lamina propria als eine Schicht glatter Muskelzellen mit elastischen Fasernetzen. Dient der aktiven Schleimhautbewegung (Veränderung des Oberflächenreliefs) nicht des Organs! Vorkommen vom Oesophagus an.

II. Tunica submucosa (Submukosa)
Eine Verschiebeschicht aus lockerem Bindegewebe. Wenn eine lamina muscularis mucosa fehlt, ist sie nicht von der Lamina propria zu trennen. Auch Tela submucosa genannt.

III. Tunica muscularis propria (Muskularis)
Eine starke Muskelschicht zum Transport des Darminhaltes. Glatte Muskelzellen. Man muß unterscheiden

1. innere Ringmuskelschicht
2. äußere Längsmuskelschicht

IV. Tunica adventitia oder serosa

Adventitia heißt diese Schicht, wenn sie mit der Umgebung verwachsen ist. Bei den Darmteilen findet sich eine Tunica serosa, d.h. ein Überzug aus Bindegewebe und Mesothel (viscerales Blatt des Bauchfelles = seröse Haut).

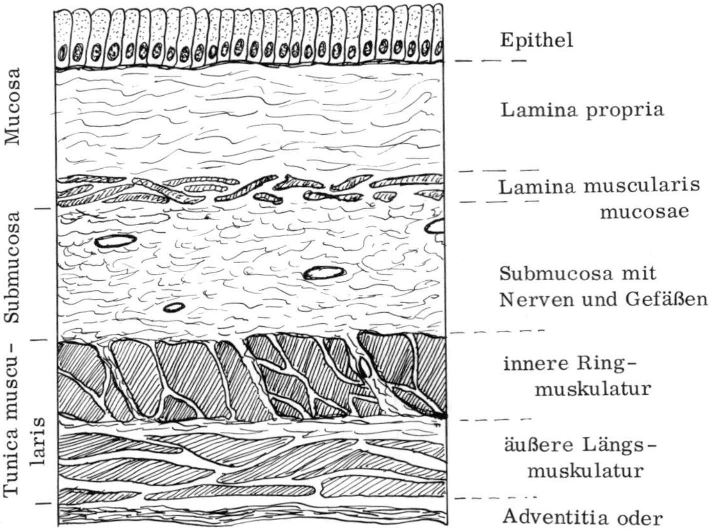

Abb. 40: Schema der Darmschleimhaut

Nur für Fleißige!

Die Mundhöhle

Von den hierzu gehörenden Organen sind Lippen, Wangen und Gaumen selten in Prüfungen verlangt worden. Deshalb folgt nur eine zusammenfassende Darstellung:

Die Lippen

Sie sind der Bereich des Überganges der Außenhaut (Epidermis) in die Schleimhäute (Mukosa). Die Übergangsstelle heißt Lippenrot. Die Eigenfarbe stammt aus durchschimmernden Kapillaren (Prüfung der Durchblutung!).

Epithel:

außen verhorntes mehrschichtiges Plattenepithel, innen mehrschichtiges, unverhorntes Plattenepithel.

Submukosa: enthält die gemischten Lippendrüsen (glandulae labiales)

Musculus orbicularis oris:

liegt in der Tiefe der Lippen und prägt deren Form. Quergestreifte Muskelfasern.

Bei Säuglingen enthält die Lippeninnenseite feine Zotten, die vermutlich eine bessere Haftung beim Saugen ermöglichen.

Die Wangen

Mukosa: mehrschichtiges, unverhorntes Plattenepithel.
Submukosa: mit den glandulae buccales (gemischte Wangendrüsen). An einer Stelle liegt der als Füllung (Baufett) dienende Wangenfettpfropf.
Musculus buccinator: bildet den muskulösen Wangenbestandteil.

Der Gaumen

Man unterscheidet:

1. harter Gaumen (Palatum durum).
   Typische Mundhöhlenschleimhaut. Die Submukosa ist mit dem Periost des knöchernen Gaumens (Mundhöhlendach) verwachsen.

2. weicher Gaumen (Palatum molle).
   Auf der oralen Seite Plattenepithel, auf der nasalen Seite respiratorisches Epithel. Viele muköse und gemischte Drüsen (glandulae palatinae). Im Inneren liegen mehrere quergestreifte Muskeln und eine Bindegewebsplatte (Gaumenaponeurose).

Zum weichen Gaumen gehören das Gaumensegel (velum palatinum) und das Gaumenzäpfchen (uvula). Die im Inneren liegenden Muskeln können das Gaumensegel anheben und damit die Mundhöhle gegenüber der Nasenhöhle verschließen. Beim Sprechen spielt das Gaumensegel für die Lautformung eine Rolle.

TONSILLEN: siehe lymphatische Organe (Seite 45).
SPEICHELDRÜSEN: siehe im 1. Teil unter Drüsenepithel.

Nur für Fleißige!

Die Zunge

Die Zunge (Lingua) ist ein sich vom Mundboden abhebendes Muskelpaket aus den quergestreiften Zungenmuskeln. Die anatomische Gliederung ist folgende:

I. Zungenkörper = corpus linguae
II. Zungenwurzel (oder -grund) = radix linguae.

In der Aufsicht erkennt man an dem herausgestreckten Zungenrücken (Abb. 41):

1. Sulcus medianus
   die mittlere Furche in der Längsrichtung.

2. Sulcus terminalis

die Grenzfurche zwischen Zungenkörper und Zungenwurzel, V-förmig verlaufend.

3. Foramen caecum
eine kleine Einsenkung an der Stelle, wo sich Sulcus terminalis und die verlängerte Mittelfurche treffen würden. An dieser Stelle ist ursprünglich beim Embryo die Schilddrüse angelegt und in die Tiefe verlagert worden.

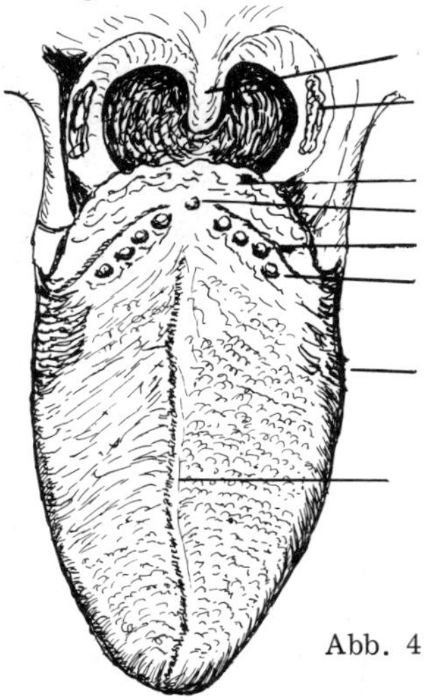

Abb. 41: Oberflächenbild der Zunge

DIE SCHLEIMHAUT DER ZUNGE

Die Schleimhaut der Zungenunterfläche ist die gleiche wie die der Mundhöhle (Plattenepithel). Der Zungenrücken dagegen ist wegen seiner höheren mechanischen Beanspruchung besonders derb und mit Sonderbildungen versehen. Die Lamina propria bildet kleine warzenartige Buckel = Primärpapillen. Jede dieser Papillen kann am oberen Ende in weitere kleinere Fortsätze auslaufen = Sekundärpapillen. Diese Papillen dienen der Verankerung des Epithels. Unabhängig hiervon gibt es noch makroskopisch sichtbare Erhebungen der Schleimhaut und der Lamina propria, die als Zungenpapillen besonders bezeichnet werden. Vier Arten verschiedener Zungenpapillen sollte man sich merken:

1. Papillae filiformes (Fadenpapillen)
Zahlreichste Gruppe; geben der Zunge das samtartige Aussehen. Auf einer Bindegewebspapille sitzt das Plattenepithel. Seine obersten Lagen sind nach Einlagerung von Keratohyalinkörnchen verhornt (Abb. 42).
Aufgabe: Bessere Haftung der Speisen. Bei Raubtieren (Raubkatzen) und Pflanzenfressern (Herbivoren) besonders stark verhornt.

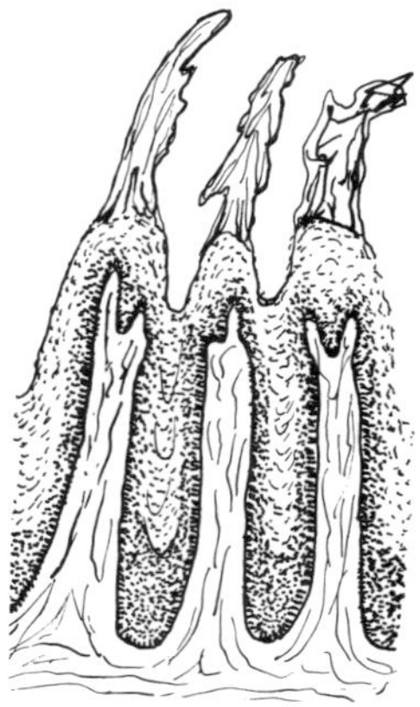

Abb. 42: Papillae filiformes

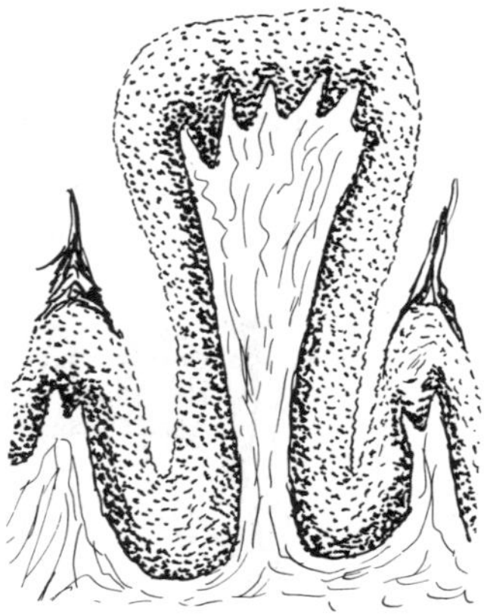

Abb. 43: Papilla fungiformis

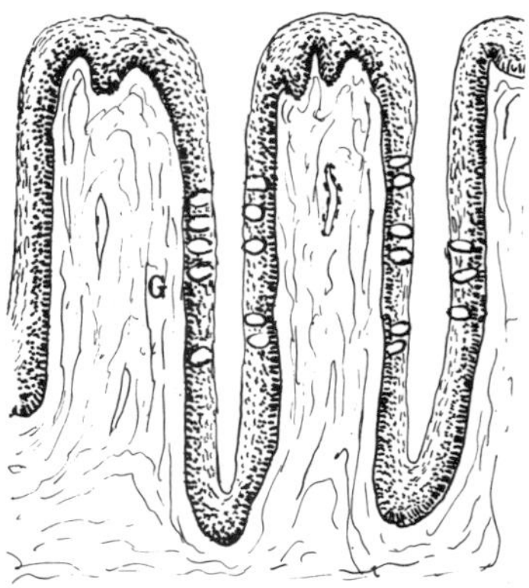

Abb. 44: Papillae foliatae
mit Geschmacksknospen

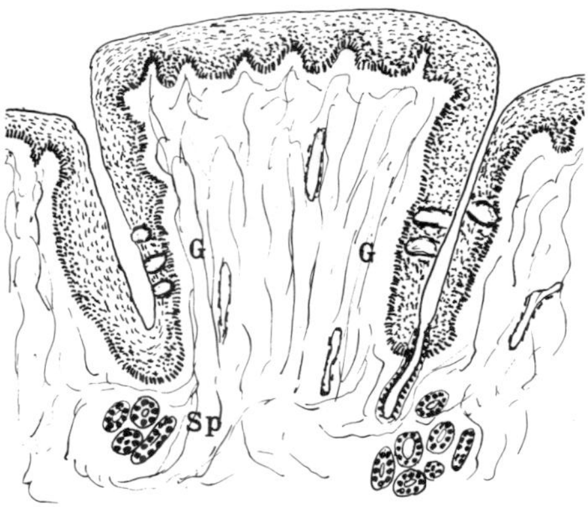

Abb. 45: Papilla circumvallata
mit Geschmacksknospen (G) und
von EBNERscher Spüldrüsen (Sp)

2. Papillae fungiformes (Pilzpapillen)

sind zwischen den Fadenpapillen verteilt, besonders am vorderen Zungengebiet. Die Primärpapille verbreitert sich nach oben zu und entwickelt erst dann Sekundärpapillen. Enthält manchmal einige Geschmacksknospen (Abb. 43). Im übrigen Tastorgane.

3. Papillae foliatae (Blättchenpapillen)
   Am hinteren Zungenrand (Regio foliata). Zwischen den Papillen senkt sich das Epithel in tiefe Furchen ein. Die wichtigste Aufgabe dieser Papillenart ist die Stützung von zahlreichen Geschmacksknospen in den Furchen (Abb. 44). Beim Menschen nur gering entwickelt.

4. Papillae circumvallatae (Wallpapillen)
   Sehr große, mit bloßem Auge deutlich sichtbare Papillen entlang dem Sulcus terminalis (6-12). Um jede Papille liegt ein ringförmiger Graben, der an den Seitenflächen Geschmacksknospen trägt. Am Boden des Wallgrabens münden besondere seröse Spüldrüsen (v. EBNERsche Spüldrüsen), die der Reinigung der Geschmacksknospen dienen (Abb. 45). Die Wallpapillen können sich teilen; aus den abgespaltenen Teilen werden Pilz- und Fadenpapillen regeneriert.

Über Geschmacksknospen siehe unter Abschnitt Sinnesorgane.

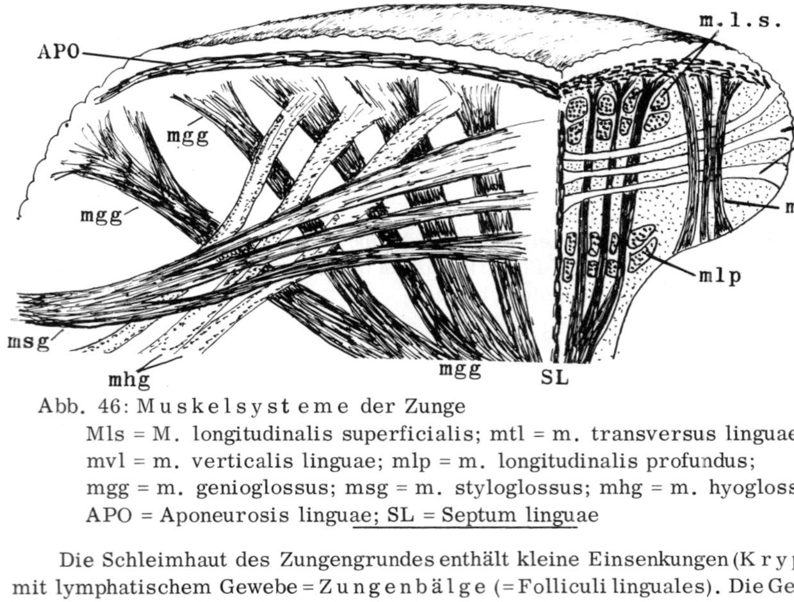

Abb. 46: Muskelsysteme der Zunge
Mls = M. longitudinalis superficialis; mtl = m. transversus linguae; mvl = m. verticalis linguae; mlp = m. longitudinalis profundus; mgg = m. genioglossus; msg = m. styloglossus; mhg = m. hyoglossus; APO = Aponeurosis linguae; SL = Septum linguae

Die Schleimhaut des Zungengrundes enthält kleine Einsenkungen (Krypten) mit lymphatischem Gewebe = Zungenbälge (= Folliculi linguales). Die Gesamtheit aller Zungenbälge heißt Tonsilla lingualis. - Innerhalb der Lamina propria der Zunge finden sich zahlreiche Drüsenendstücke:

a) Seröse Drüsen
   v. EBNERsche Spüldrüsen am Grunde der Papillen mit Geschmacksknospen

b) Muköse Drüsen

als Zungengrunddrüsen produzieren sie einen Gleitspeichel für die Nahrungsbissen

c) Gemischte Drüsen

an der Zungenspitze liegt die paarige NUHNsche Drüse (glandulae apicis linguae), deren Ausführungsgang auf einer Erhebung (caruncula sublingualis) neben dem Zungenbändchen mündet.

Die Submukosa ist am Zungenrücken zu einer besonders festen Bindegewebsplatte = APONEUROSIS LINGUAE zusammengefügt. Sie gibt nicht nur der Schleimhaut eine feste Unterlage, sondern bildet auch teilweise den Ansatz für die Zungenmuskulatur. Unter dem Sulcus medianus zieht senkrecht in die Tiefe eine andere Bindegewebsplatte, das SEPTUM LINGUAE.

DIE ZUNGENMUSKULATUR

Die größte Masse der Zunge ist ein dichtes Geflecht quergestreifter Muskeln. Sie vermitteln der Zunge eine große Beweglichkeit. Bei Zergliederung des Muskelgeflechtes kann man zwei große Muskelsysteme trennen (Abb. 46):

A. AUSSENMUSKELN

Sie stammen von der Schlundmuskulatur ab und verändern die Lage der ganzen Zunge. Hierzu gehören:

1. M. genioglossus

   kommt vom Unterkiefer (Innenrand; Spina m. genioglossi mandibulae) und strahlt fächerförmig in den Zungenkörper ein. Streckt die Zunge aus dem Mund heraus.

2. M. hyoglossus

   vom Zungenbein zum Zungenrand

3. M. styloglossus

   vom Processus styloideus zum Zungenrand.

B. BINNENMUSKELN

Sie entspringen und inserieren innerhalb des Zungenkörpers. Ihre Funktion ist die Formveränderung:

1. M. longitudinalis superficialis

   von hinten nach vorn am Zungenrücken

2. M. longitudinalis profundus

   von vorn nach hinten an der Zungenunterseite

3. M. transversus linguae

   vom Septum linguae zum Zungenrand

4. M. verticalis linguae
vom Zungenrücken zur Zungenunterseite.

FUNKTION der Zunge:

1. Beförderung der Speisen zwischen die Zahnreihen und in den Schlund.
2. Entfernen von Speiseresten zwischen den Zähnen.
3. Kontrolle des Mundinhaltes durch eine hohe Tastempfindlichkeit (die Tastempfindung wird übertrieben).
4. Kontrolle der Nahrung durch Geschmacksorgane.
5. Bei manchen Tieren (Rind) ist die Zunge zum Abreißen von Gras usw. eingerichtet. Hierzu dienen besonders starke Verhornungen der Schleimhaut.
6. Artikulation beim Sprechen.
7. Beim Saugen wird die Zunge am Gaumen entlanggeführt und wirkt dabei wie ein Pumpenstempel.

Erkennungsregeln:

In der Lupenvergrößerung sieht man über einem dichten Muskelgeflecht eine auffällig durch Papillen gewellte Schleimhaut. Die Entscheidung trifft man bei stärkerer Vergrößerung aus der Art der Papillen (vergleiche die Abb. 42 bis 44).

Die Zähne

Der Zahn wird gegliedert in (Abb. 47):

a) ZAHNKRONE
der frei aus dem Kiefer herausstehende Zahnteil.

b) ZAHNHALS
wird vom Zahnfleisch bedeckt.

c) ZAHNWURZEL
Der im Kieferknochen eingebettete Zahnanteil.

Das Innere der Zähne ist frei von Hartsubstanzen = PULPAHÖHLE. Der feine durch die Zahnwurzel ziehende Hohlraum heißt Wurzelkanal. In der Pulpahöhle und im Wurzelkanal liegt die Weichsubstanz des Zahnes, die ZAHN-PULPA, aus gallertigem Bindegewebe.

Bei einem Schnitt durch einen Zahn erkennt man seine Zusammensetzung aus drei verschiedenen Hartsubstanzen:

1. SCHMELZ oder Substantia adamantina (Enamelum)
2. DENTIN, Zahnbein oder Substantia eburnea
3. ZEMENT oder Substantia ossea.

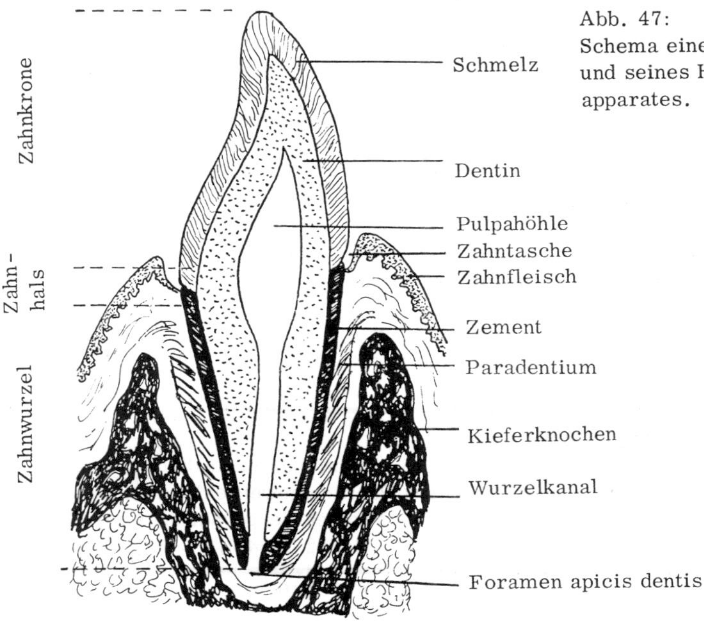

Abb. 47:
Schema eines Zahnes und seines Halteapparates.

DER HALTEAPPARAT DER ZÄHNE

Die Zähne sind in eine Einbuchtung der Kieferknochen - sog. ALVEOLE - eingepaßt. Der schmale Raum zwischen Zahnwurzel und Alveolenwand ist durch ein Faserwerk - das PARADENTIUM oder Wurzelhaut - ausgefüllt. Die Fasern haben eine bestimmte Anordnung:

1. Ringfasern (lig. circulare dentis)
   Sie umgürten den Zahnhals und schließen durch ihre Spannung den Zugang zur Zahnwurzel ab.

2. Wurzelhautfasern
   Sie ziehen von der knöchernen Alveole zur Zahnwurzel. Durch ihre Anordnung ist der Zahn innerhalb der Alveole federnd aufgehängt. Das ist sehr wichtig, weil bei direkter Befestigung an der knöchernen Alveole es zum Knochenabbau käme infolge des Kaudruckes. (Beachte: Hoher Druck auf eine Knochenstelle führt zur Druckatrophie).

DAS ZAHNFLEISCH

Es heißt auch GINGIVA und ist eine Sonderform der Mundschleimhaut, die

die zahntragenden Kiefer überzieht. Das Zahnfleisch beginnt am Zahnhals im Bereich der Schmelz - Zementgrenze. Zwischen Zahnhals und Zahnfleisch liegt ein Spaltraum - die ZAHNTASCHE. Zwischen benachbarten Zähnen werden die Lücken durch Zahnfleischbuckel - INTERDENTALPAPILLEN - abgedichtet. Im Gegensatz zur übrigen Mundschleimhaut ist das Zahnfleisch derb mit dem Periost der Kieferknochen verwachsen.

ENTWICKLUNG

Für den verwickelten Feinbau der Zahnsubstanzen ist die Entwicklungsgeschichte unerläßlich. Im 2. Embryonalmonat wächst vom Boden der Mundbucht eine Epithelleiste in das darunterliegende mesodermale Gewebe (Abb. 48 a). Da die Mundbucht beim Embryo aus dem Ektoderm entsteht, ist die Epithelleiste ebenfalls ektodermaler Abkunft. Man nennt sie Zahnleiste.

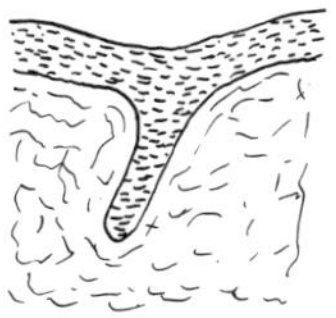

Abb. 48 a: Zahnleiste

Von der Zahnleiste ausgehend wachsen - entsprechend der Zahl der Milchzähne - 10 kolbenartige Vorsprünge aus. Diese Kolben heißen ZAHNKNOSPEN.

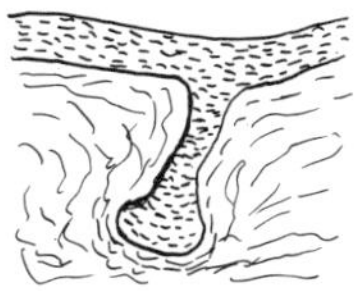

Abb. 48 b: Zahnknospe

Die Zahnknospe wächst wie eine Glocke aus (Zahnglocke oder Schmelzorgan). In der Glockenöffnung liegt ortsständiges Bindegewebe. Es wird als ZAHNPAPILLE bezeichnet.

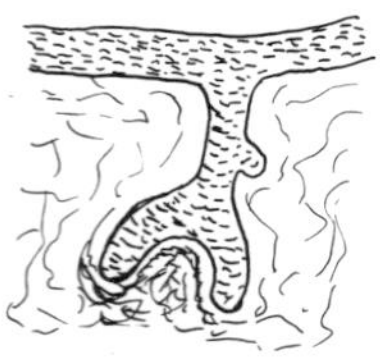

Abb. 48 c: Zahnglocke (Schmelzorgan)

Das Schmelzorgan wächst über der Zahnpapille so aus, wie die spätere Krone des entstehenden Zahnes aussehen soll. Es ist wie eine Gußform. Das Innere dieser Gußform ist zunächst von der Zahnpapille ausgefüllt. Von der Zahnleiste schnürt sich das Schmelzorgan immer mehr ab und ist mit ihr nur noch durch den Kolbenhals verbunden. Von der Zahnleiste wird noch ein zweiter Kolben gebildet, aus dem später der Ersatzzahn für das bleibende Gebiß entsteht. Anschließend werden Zahnleiste und Kolbenhals aufgelöst. Reste der Zahnleiste findet man gelegentlich als MALASSEZsche Epithelinseln oder SERRESsche Körperchen.

Das Bindegewebe rings um das Schmelzorgan herum verdichtet sich und hüllt es ein: Bildung des sog. Zahnsäckchens. Von nun an differenzieren sich die Zellen des Schmelzorganes und werden gesondert bezeichnet (Abb. 48 d):

Berührungsfläche Schmelzorgan/Zahnpapille = Innere Schmelzzellen (Zylinderepithel)

Berührungsfläche Schmelzorgan/Zahnsäckchen = Äußere Schmelzzellen (kubisches Epithel).

Die dazwischenliegenden Epithelzellen werden aufgelockert zu einem Netz mit sternförmigen Zellen (epitheliales Retikulum) = Schmelzpulpa. Die an der Schmelzbildung beteiligten inneren Schmelzzellen heißen AMELOBLASTEN oder ADAMANTOBLASTEN oder GANOBLASTEN. Ihnen gegenüber liegt die Zahnpapille, von den Ameloblasten durch eine Faserschicht (Membrana praeformativa) getrennt. Die erste Zellage der (mesodermalen) Zahnpapille besteht aus zylindrischen Zellen, die ODONTOBLASTEN genannt werden (vergleiche Abb. 49). Das Innere der Zahnpapille wird als Zahnpulpa bezeichnet.

Von den Zahnpulpazellen ziehen Retikulinfasern zwischen den Odontoblasten hindurch in die Membrana praeformativa (sog. v. KORFFsche Fasern). In dieses Geflechtwerk wird später das Prädentin eingelagert.

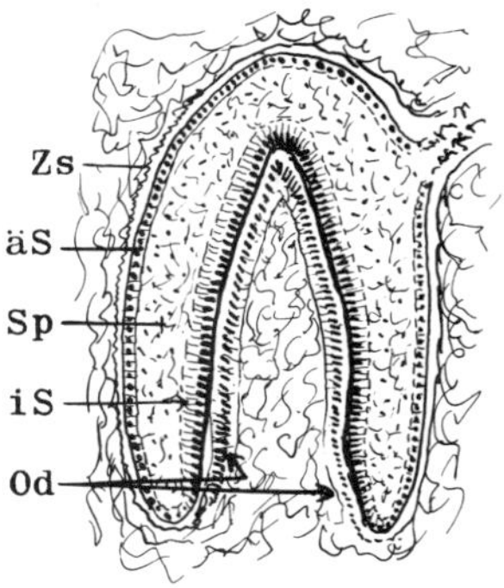

Abb. 48 d: Schmelzorgan
äS = äußere Schmelzzellen,
iS = innere Schmelzzellen,
Sp = Schmelzpulpa, Od = Odontoblasten; Zs = Zahnsäckchen

BILDUNG DES DENTINS

Zwischen der Membrana präformativa (Grenze zu den Ameloblasten) und den Odontoblasten wird eine glasige-amorphe Grund- oder Kittsubstanz, das

Prädentin

ausgeschieden. Es ist in seiner chemischen Zusammensetzung und in seinem Aufbau mit dem Osteoid, der Grundsubstanz der Knochen (siehe 1. Teil), verwandt. Wenn viel Prädentin ausgeschieden wurde, dann werden die von der Zahnpulpa zur Membrana präformativa ziehenden v. KORFFschen Fasern mit einbezogen. Während des weiteren Abscheidungsvorganges bildet sich an den Odontoblasten ein Fortsatz aus, der als

TOMESsche Faser = Zahnbeinfaser

bezeichnet wird und in das Prädentin eingemauert wird. Wenn man die Fasern aus dem Prädentin herauslösen würde, dann hinterblieben feinste Röhr-

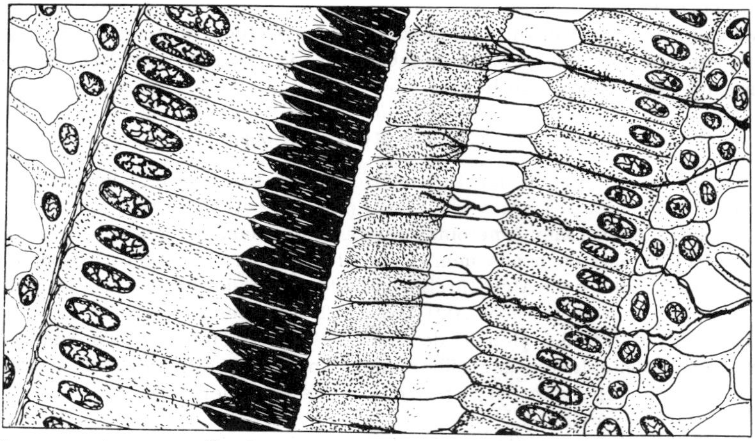

Abb. 49: Schematische Darstellung der Schmelz- und Dentinbildung. S = Schmelzpulpa, Am = Ameloblastenschicht, T = TOMES'sche Fasern auf den Ameloblasten, Sp = Schmezlprismen; D = Dentin mit Zahnbeinfasern; Pd = Prädentin; Od = Odontoblasten; Zp = Zahnpulpa; vK = von KORFF'sche Fasern.

chen, die als

Zahnbeinkanälchen oder Dentinkanälchen

bezeichnet werden und über die TOMESschen Fasern das Prädentin mit Mineralstoffen versorgen. Die

Odontoblasten

haben einen sehr aktiven Stoffwechsel, was sich an ihrem Mitochondrienreichtum und einem ausgeprägten Ergastoplasma erkennen läßt. An der Prädentinseite findet man Granula, denen ein Zusammenhang mit der Prädentinbildung zugesprochen wird. Die Odontoblasten sind besonders reich an Calcium, Kalium und Phosphaten. - Nach einiger Zeit der Prädentinbildung entsteht das eigentliche

Dentin.

Es handelt sich hierbei um verkalktes Prädentin. Zuerst findet man im Prädentin inselartige Kalkablagerungen, die Kalkosphäriten, aus Hydroxylapatit, die durch weitere Kalkaufnahme miteinander verschmelzen. Zwischen Dentin und Odontoblasten bleibt immer ein feiner Saum von Prädentin. - Die Abscheidung und Verkalkung des Prädentins erfolgt rhythmisch in Intervallen, wodurch man später am Zahn

Dentinlamellen

erkennen kann. Es handelt sich hierbei um ein Gefüge, das nach dem Prinzip ineinandergesteckter Becher gebaut ist; der oberste „Becher" würde dann unter der Zahnspitze liegen.

BILDUNG DES SCHMELZES

Wenig nach dem Beginn der Dentinabscheidung erfolgt die Schmelzbildung durch die

Adamantoblasten (oder Ameloblasten oder Ganoblasten)

Diese Zellen entstehen aus dem inneren Schmelzepithel und sind hochprismatisch (siehe Abb. 49). Sie enthalten besonders viel Calcium und Phosphor, sowie eine hohe Aktivität des Fermentes Phosphatase. Die größte Aktivität findet sich an der Seite, die der Membrana präformativa, bzw. den Odontoblasten gegenüber liegt. An dieser Seite haben die Ameloblasten einen kegelförmigen Zellfortsatz, der als

TOMESscher Fortsatz

bezeichnet wird (aber nicht mit den TOMESschen Fasern der Odontoblasten identisch oder verwandt ist!!). Rings um diesen Fortsatz werden die Hartsubstanzen als

Schmelzprismen

ausgeschieden. Jeder Adamantoblast erzeugt ein Prisma; alle Prismen sind durch eine Kittsubstanz verklebt. Man kann sich deshalb die Schmelzschicht als ein Mosaik aus einzelnen Schmelzprismen vorstellen. Der Schmelz ist die einzige Hartsubstanz, die von einer ektodermalen Zellart (Schmelzepithel stammt aus dem ektodermalen Mundhöhlenepithel!) gebildet wird. Zum Abschluß der Schmelzbildung erzeugen die Ameloblasten (Adamantoblasten) noch ein dünnes

Schmelzoberhäutchen.

Es ist eine besonders widerstandsfähige Schicht, die später als Oberfläche des fertigen Zahnes erscheint und nur allmählich abgekaut wird.

Die Schmelzpulpa wird während der Schmelzbildung völlig verdrängt und aufgebraucht.

BILDUNG DES ZEMENTS

Erst, wenn die Zahnkrone aus Schmelz und Dentin fertig ist, wird die Zahnwurzel aus dem Zement aufgebaut. An der Umschlagsstelle, wo die inneren Schmelzepithelzellen in die äußeren umschlagen (vergleiche Abb. 48 d), setzt ein intensives Wachstum der dortigen Zellen ein und es entsteht die

Epithelscheide (HERTWIGsche Wurzelscheide).

Sie ist ein vorübergehendes Gebilde, das lediglich als Gußform wirkt und die eingeschlossenen Zellen der Zahnpapille zur Bildung von Odontoblasten für die Bildung des Wurzeldentins anregt (dieser Vorgang heißt INDUKTION und bedeutet lediglich Anregung zur Bildung; siehe auch in

AUXILIUM-Entwicklungsgeschichte unter Stichwort „Induktion"). Die somit aus der Zahnpapille entstandenen Odontoblasten erzeugen das

Wurzeldentin

in gleicher Weise, wie unter Dentinbildung beschrieben wurde. Anschließend wird die Epithelscheide aufgelöst und durch Bindegewebe ersetzt. Die dem Wurzeldentin außen aufsitzenden Bindegewebszellen heißen dann

Zementoblasten

und scheiden außen am Dentin eine amorphe Grundsubstanz ab, die schließlich durch Einlagerung von Kalksalzen verkalkt und dann

Zement (Substantia ossea)

heißt. Es bildet sich hieraus eine mit dem Knochen eng verwandte Substanz aus, die zur Gruppe der Geflechtknochen gerechnet werden kann.

Aus den Zellen, die die Zementoblasten erzeugen, werden auch die Fasern für den Aufhängeapparat des Zahnes (Paradentium) und das Periost der Zahnalveole im Kiefer gebildet.

DER ZAHNDURCHBRUCH

Schon während der Zahnwurzelbildung wird die Zahnkrone angehoben und in Richtung Oberfläche verlagert. Das Schmelzorgan wird einschließlich der Ameloblastenschicht rückgebildet und verbleibt lediglich als eine dünne Gewebsmütze. Diese kommt in Kontakt mit dem Oberflächenepithel, das sich unter dem andrängenden Zahn allmählich verdünnt und schließlich ohne eigentliche Wundenbildung auseinanderweicht. Der Zahn ist dann nur von dem Schmelzoberhäutchen überzogen.

Histologie der Zahnsubstanzen

A. DAS DENTIN

Es heißt auch Zahnbein, Substantia eburnea oder Dentinum. Hierauf entfällt die größte Masse der Zahnhartsubstanzen. Seine Härte ist zwar geringer als die des Schmelzes, aber höher als die des ähnlich gebauten Knochens ! Auch die Zusammensetzung variiert:

28 % organische Grundsubstanz und Fasern
72 % anorganische Substanzen, davon
- 67 % Hydroxylapatit = $(Ca_{10}(PO_4)_6(OH)_2)$
- Calciumcarbonat
- Magnesiumphosphat
- Calciumfluorid (Fluoroapatit)

Das Dentin ist in der Zusammensetzung ähnlich dem Knochen und man erhält bei vorsichtiger Entkalkung ein organisches Skelett (aus der amorphen Grundsubstanz = Prädentin) ähnlich wie beim Knochen. Die Grundsubstanz entspricht den übrigen Körpergrundsubstanzen (Mukopolysaccharide). In sie eingelagert ist

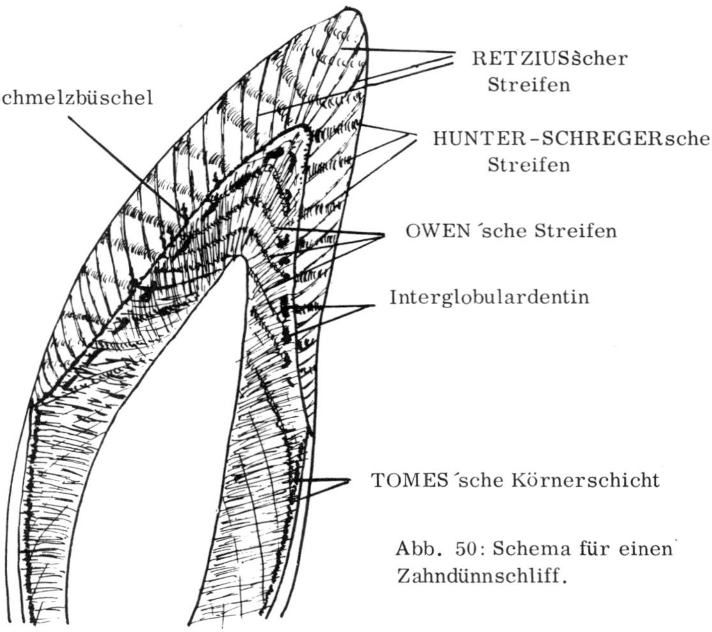

Abb. 50: Schema für einen Zahndünnschliff.

geformte Grundsubstanz in Gestalt feinster kollagener Fibrillen. Sie ziehen entlang den Dentinanbauflächen und verlaufen deshalb etwa der Oberfläche parallel. Sie bleiben immer unverkalkt.

Von der Pulpahöhle in Richtung Oberfläche wird das gesamte Dentin von haarfeinen Röhrchen - den Dentinkanälchen oder ZAHNBEINKANÄLCHEN - durchzogen. In ihrem Verlauf geben sie feine Seitenkanälchen in die Grundsubstanz ab. Ihre Wandung ist mit besonders verfestigter Grundsubstanz austapeziert (Neumannsche Scheide). Im Lumen der Kanälchen verläuft ein Cytoplasmafortsatz der Odontoblasten, die TOMESsche Faser oder ZAHNBEINFASER. Das Dentin ist selbst immer zellfrei !

Die Verkalkung des Prädentins verläuft rhythmisch (wie im Schmelz) und Zonen stärkeren und minderen Kalkgehaltes wechseln. Die Folge sind helle und dunkle Streifen, die man an Schliffpräparaten etwa parallel zur Dentinoberfläche verlaufen sieht (sog. OWENsche Streifen, Abb. 50). Es gibt auch kleine Dentinbezirke, die unverkalkt bleiben = Interglobulardentin.

B. DER SCHMELZ

Der Schmelz ist die härteste Substanz des Körpers. Er besteht zu 98 % aus anorganischem Material, wobei das Calciumphosphat mit 90 % überwiegt. Die Phosphate liegen in einer besonderen Kristallform - Hydroxylapatit genannt - vor.

Der Schmelz wird aus vielen, im Querschnitt sechseckig erscheinenden Stäbchen - den Schmelzprismen - zusammengesetzt. Untereinander sind die Prismen durch eine Kittsubstanz (Interprismatische Substanz) verklebt. Sie verkalkt ebenfalls. Die Prismen setzen am Dentin an und strahlen zur Schmelzoberfläche aus. Die Verkalkung der Schmelzprismen verläuft rhythmisch und Zonen stärkeren und schwächeren Kalkgehaltes wechseln ab. Wenn die Zonen geringer Verkalkung in jedem Prisma nebeneinanderliegen, so ergibt sich das Bild der Parallelstreifen oder des RETZIUS-STREIFENS (Abb. 50).

Die Schmelzprismen verlaufen nicht gerade, sondern z.T. gewunden. Da nicht alle Windungen parallel verlaufen, kommt es zu Überlagerungen und zu einer Veränderung der Lichtbrechung. Folge sind dunkle Streifen, die senkrecht auf dem Dentin zu stehen scheinen = HUNTER-SCHREGERsche Streifen (Abb. 50). Eine andere Benennung: DIAZONIEN = dunkle Streifen oder quergetroffene Prismen, PARAZONIEN = helle Streifen oder längsgetroffene Prismen.

Beachte: RETZIUSstreifen = etwa parallel der Schmelzoberfläche,
HUNTER-SCHREGERscher Streifen etwa senkrecht zur Schmelzoberfläche

An der Schmelz-Dentin-Grenze sieht man gelegentlich wie Grasbüschel eine dunkle Substanz in den Schmelz einstrahlen; es sind Stellen mit vermehrter Kittsubstanz = SCHMELZBÜSCHEL. Sie sind ein Gebiet verminderter Schmelzhärte und Ansatz der zahnzerstörenden Krankheit Karies (Abb. 50).

C. DAS ZEMENT

Das Zement ist die zuletzt angelegte Hartsubstanz und läßt sich als besondere Zahnknochenhülse bezeichnen. Sie reicht vom Zahnhals bis zum foramen apicis dentis. Dem histologischen Bilde nach handelt es sich um Knochensubstanz vom Geflechttypus (vergleiche 1. Teil). Allerdings sind in den zahnhalsnahen Abschnitten keine Osteoblasten eingemauert.

D. DIE ZAHNPULPA

Die Zahnpulpa oder das Zahnmark ist ein gallertiges Bindegewebe mit dichtem Kapillarnetz und Nerven. Das Bindegewebe hat große Ähnlichkeit mit dem Mesenchym und besitzt auch eine gallertige Interzellularsubstanz. Die Fibrillen dieses Gewebes ziehen bis in das Dentin hinein und heißen v. KORFFsche Fasern. Besonders gestaltet ist die dem Dentin anliegende Pulpazellschicht = Odontoblasten.

Merke:

Zahnkrone, Zahnhals, Zahnwurzel
Drei Hartsubstanzen: Schmelz, Dentin, Zement

Zement:	Geflechtknochen als Wurzelhülse
Dentin:	Harte Kalksubstanz; Zahnbeinkanälchen mit Zahnbeinfasern (Fortsätze der Odontoblasten).

Zahnpulpa in der Zahnhöhle: gallertiges Gewebe mesenchymalen Charakters mit Nerven und Gefäßen

Halteapparat (sog. Paradentium) aus:
Zahnfleisch (Gingiva)
Zahnwurzeln (Periodontium) mit Ringfasern und Wurzelfasern
Knocheneinbuchtung (Alveole).

Erkennungsregeln:

Zähne werden meist als Schliffpräparate vorgelegt und sind schon allein aus Form und Schichtung erkennbar.

Die Speiseröhre

Die Speiseröhre oder der Oesophagus ist ein Transportrohr, durch das die Nahrung von der Mundhöhle in den Magen gelangt. Die Länge beträgt etwa 25 cm (Beachte: Länge Kiefer-Magen = 40 cm). Zur Orientierung teilt man das Oesophagusrohr in drei Abschnitte:

pars cervicalis, pars thoracica, pars abdominalis.

Durch Nachbarorgane kommt es zu verschiedenen Verengerungen im Verlauf:

1. obere Enge	sog. Oesophagusmund, durch submuköse Venengeflechte entstanden.
2. mittlere Enge	Berührungsstelle des Oesophagus mit der dorsal vorbeiziehenden Aorta descendens und dem ventral liegenden linken Hauptbronchus, Gebiet der Bifurkation.
3. untere Enge	beim Durchtritt durch das Zwerchfell.

Der Oesophagus weist die für den Verdauungskanal typischen vier Wandschichten auf (vergleiche auch Abb. 40 und 51):

I. Tunica mucosa (Schleimhaut):
a) mehrschichtiges, unverhorntes Plattenepithel. Am Übergang zur Magenschleimhaut (Cardia) ist eine scharfe Grenze zwischen Plattenepithel und Zylinderepithel des Magens.
b) Die Lamina propria enthält an der Cardia besondere, tubuläre, verzweigte Drüsen (Cardiadrüsen).
c) Lamina muscularis mucosae mit einer deutlich ausgeprägten Muskel-

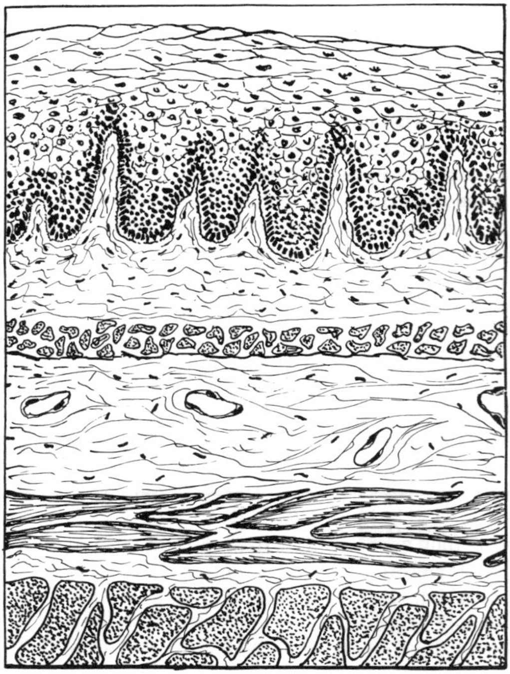

Abb. 51: Schema der Ösophaguswand (Teil eines Querschnitts)

lage. Sie verursacht die Faltung der Oesophagusschleimhaut. Längsverlauf.

II. Tela submucosa
Verschiebeschicht für die Schleimhaut. Enthält Nerven und Gefäße. Die Gefäße treten von außen in die Submukosa ein und verzweigen sich in zwei Versorgungsgebiete für die Schleimhaut und für die Tunica muscularis. Einzelne Schleimdrüsen (glandulae oesophagicae).

III. Tunica muscularis
Starke Muskelschicht für den Weitertransport der Nahrungsbestandteile, zahlreiche elastische Fasernetze.

Innere Ringmuskelschicht
Äußere Längsmuskelschicht.

Im Halsteil ist die Muskulatur quergestreift, im thorakalen Abschnitt gemischt im unteren Drittel glatt!

IV. Tunica adventitia (oder externa)
Bindegewebeschicht zur Befestigung der Speiseröhre mit der Umgebung.

Eine Besonderheit stellen die autonomen Nerven dar, die in der Wandung des Oesophagus und Magen-Darm-Kanals besondere Geflechte bilden:

Plexus submucosus (MEISSNERscher Plexus)
Liegt innerhalb der Submukosa. Es ist ein Geflecht aus marklosen Nervenfasern des Sympathicus und Parasympathicus. Hin und wieder sind in diese Geflechte einzelne Ganglienzellen eingelagert: sog. intramurale Ganglien, auch vereinfachend als ORGANHIRN bezeichnet. Dieser Plexus steuert die Schleimhautverformung.

Plexus myentericus (AUERBACHscher Plexus)
Er liegt in der dünnen Bindegewebslamelle zwischen Ring- und Längsmuskulatur. Ebenfalls Geflecht markloser Nerven und intramurale (wandständige) Ganglienzellen. Aufgabe ist die Auslösung rhythmischer Kontraktionen (Peristaltik).

Beide Nervenplexus sind im Verlaufe des gesamten weiteren Darmsystems vorhanden!

Erkennungsregeln:
Immer der 4-Schichten-Bau vorhanden! Differentialdiagnose gegenüber den anderen Darmteilen: Mehrschichtiges, unverhorntes Plattenepithel! Auf Querschnitten erscheint die Schleimhaut gefaltet; daher sternförmiges Lumen! Querschnitte erkennt man daran, daß die innere Ringmuskulatur ringförmig getroffen ist, auf Längsschnitten sieht man die Ringmuskeln als Querschnitte! Querschnitte zeigen ein sternförmiges Lumen.

Der Magen-Darm-Kanal

Der Magen

Für die mikroskopische Anatomie des Magens sind vier Regionen wichtig, die sich auch im Aufbau der Schleimhaut unterscheiden:

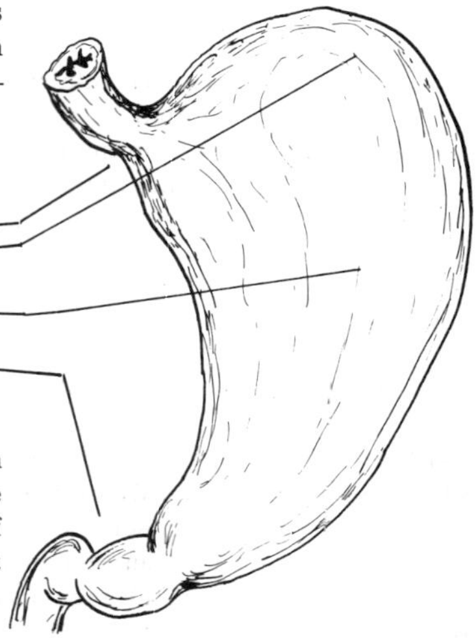

a) Cardia (Mageneingang)
b) Fundus (Fornix)
c) Corpus
d) pars pylorica

Beim Aufschneiden des Magens erkennt man an der Schleimhaut besondere Falten, die man als das Magenschleimhautrelief bezeichnet. Nach der Größe der Falten kennt man:

1. DAS HOCHRELIEF
   Große Schleimhautfalten, die den Magen von der Cardia zum Pylorus durchziehen. Die Falten an der kleinen Curvatur bilden die sog. MAGENSTRASSE, den kürzesten Weg für Flüssigkeiten. Die Faltenbildung wechselt und verschwindet bei der Magenfüllung (Reservefalten).

2. DAS FLACHRELIEF
   Wenn man die Schleimhaut glatt streicht, erkennt man feine Buckelchen (wie die Oberfläche gegerbten Leders). Sie heißen AREAE GASTRICAE und dienen der Oberflächenvergrößerung.

3. DAS MIKRORELIEF
   Es sind reine, nur durch das Mikroskop sichtbare, kleine Wülstchen auf den einzelnen Areae. Zwischen ihnen sind winzige Löcher oder kleine Rinnen, die in das Innere der Schleimhaut führen = FOVEOLAE GASTRICAE oder MAGENGRÜBCHEN. Diese Magengrübchen sind die Oberflächenmündungen der MAGENDRÜSEN (glandulae gastricae), die weiter unten beschrieben sind.

Als Bestandteil des Magen-Darmkanals hat der Magen den beschriebenen <u>4-Schichtenbau.</u> Wichtig sind die Besonderheiten an den einzelnen Schichten, die den Unterschied zum Grundaufbau bedingen:

A. Tunica mucosae (Schleimhaut)
B. Tela submucosa
C. Tunica muscularis
D. Tunica serosa

A. TUNICA MUCOSA (Schleimhaut)

Zur Magenschleimhaut gehören drei Gewebslagen:

1. Epithel
2. die Lamina propria
3. die Lamina muscularis mucosae

1. DAS EPITHEL

Das Epithel der Magenschleimhaut kommt in zwei Differenzierungstypen vor (Abb. 52):

a) als Schutzepithel = Oberflächenepithel
b) als Drüsenepithel = Zellen der Magendrüsen

a) Das Oberflächenepithel

Einschichtiges Zylinderepithel. Man spricht von MUKOIDEN ZELLEN, weil sie mit einer schleimartigen Substanz beladen sind, aber nicht die typischen Schleimreaktionen geben (z.B. Anfärbbarkeit mit Mucinfarbstoffen) aber eine besondere Darstellung durch die PAS-Reaktion. Das schleimige Sekret wird auf die Epitheloberfläche abgegeben; es reagiert alkalisch und flockt unter der Einwirkung der Magensalzsäure zu einem Schutzüberzug aus (Schutz gegen Selbstverdauung). Das mukoide Oberflächenepithel überzieht alle Schleimhautfalten und reicht ein Stückchen in die Magengrübchen hinein (Abb. 52).

b) Das Drüsenepithel

Die Magengrübchen senken sich von der Oberfläche kommend in die Tiefe der Schleimhaut und gehen in die sog. MAGENDRÜSEN (glandulae gastricae) über. Man könnte die Magengrübchen als die Ausführungsgänge der Magendrüsen bezeichnen. Ihrer Funktion nach teilt man alle Magendrüsen in zwei Gruppen:

I. spezifische Magendrüsen:

Glandulae gastricae propriae:
Es sind dies die im Bereich des Fundus und des Corpus liegenden Magendrüsen (Fundusdrüsen, Corpusdrüsen). Ihre Aufgabe ist die Bereitung des typischen Magensaftes aus Pepsin und Salzsäure. Ihr Aufbau wird unten beschrieben.

II. unspezifische Magendrüsen:

A) glandulae cardiacae (Cardiadrüsen):
Es sind reine Schleimzellen (mukoide Zellen) im Bereich der Cardia. Sie kommen z.T. schon im unteren Oesophagus vor und werden dort cardiale Oesophagusdrüsen genannt.

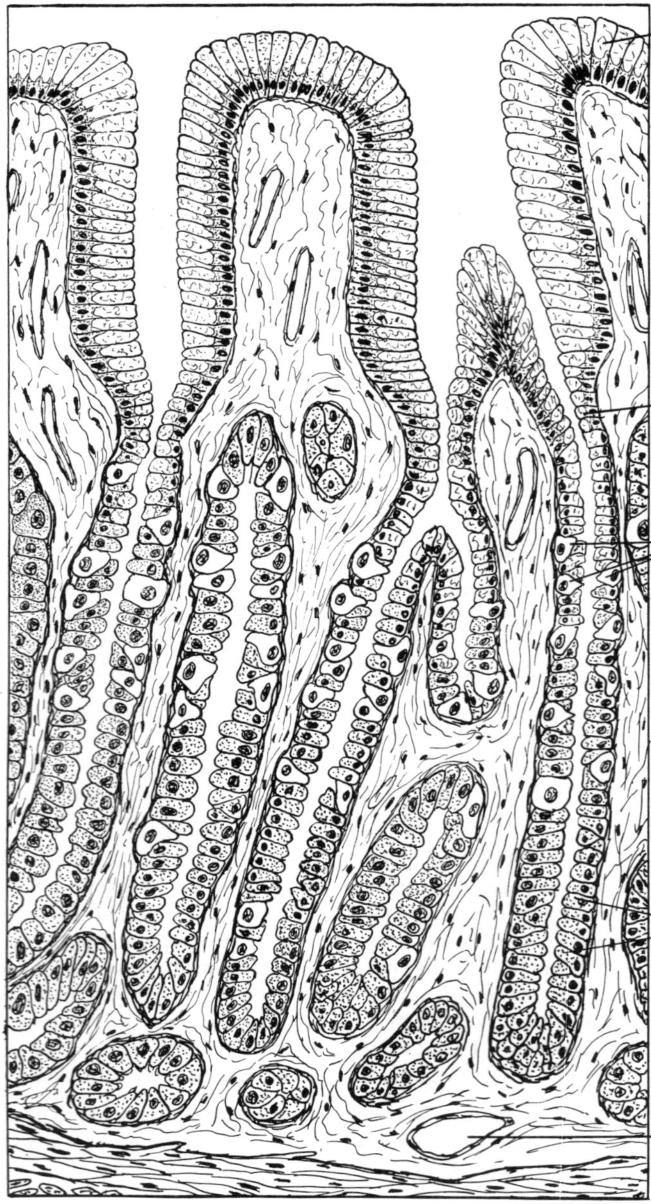

Abb. 52
Magenschleimhaut

B) glandulae pyloricae (Pylorusdrüsen):
Meist mukoide Zellen, selten sind einige salzsäurebildende Zellen (Belegzellen) eingestreut.

I. DER AUFBAU DER SPEZIFISCHEN MAGENDRÜSEN

Hierzu vergleiche man die Abb. 52. Von den winzigen Löchern der Schleimhautoberfläche beginnend, senkt sich wie ein Handschuhfinger ein schlauchartiges Gebilde in die Tiefe. Soweit dieser Schlauch mit den mukoiden Zellen ausgekleidet ist, nennt man ihn MAGENGRÜBCHEN (foveola gastrica); entspricht etwa einem Drittel der Schleimhautdicke. Am Ende dieses Magengrübchens beginnen die eigentlichen MAGENDRÜSEN. Meist hängen mehrere an einem Magengrübchen. Sie sind röhrenartig (tubulär) und werden in drei Abschnitte gegliedert:

Halsstück - Mittelstück (Drüsenkörper) - Drüsengrund

Eine scharfe Trennung dieser Abschnitte ist nicht möglich. Die in diesen Magendrüsen vorhandenen Drüsenzellen zeigen drei verschiedene Typen:

Hauptzellen
Belegzellen
Nebenzellen

DIE HAUPTZELLEN

Sie stellen den größten Zellbestand der Magendrüsen. Vorkommen hauptsächlich am Drüsengrund und im Mittelstück. Cytoplasma erscheint wabig-flockig (= GOLGI-Apparat), leicht blauviolett angefärbt, da sie ein sehr gut ausgebildetes Ergastoplasma besitzen, Zellkern rund und in Zellmitte. Vergleiche Abb. 53.

FUNKTION: Sie bilden das Pepsin, bzw. dessen Vorstufe (Pepsinogen), außerdem Kathepsin und Magenlipase.

DIE BELEGZELLEN

Größer als die Hauptzellen. Stark mit sauren Farbstoffen (Eosin = eosinophil) anfärbbar. Sie liegen nicht immer direkt im Drüsenzellverband, sondern etwas zur Basalmembran hin abgedrängt (den Drüsen von außen aufgelegt = Belegzellen!). Ihre Sekrete werden in feinsten, innerhalb der Zellen selbst gelegenen Röhrchen (intrazelluläre Sekretkanälchen) gesammelt und durch Spalträume zwischen den Hauptzellen = <u>inter</u>zelluläre Sekretkanälchen, dem Magensaft beigemengt (Abb. 53). Vorkommen hauptsächlich im Hals- und Mittelstück; oft zweikernig. Elektronenoptisch zeigen Belegzellen einen großen Reichtum an Bläschen (Granula) und Kanälchen. Die Sekretbildung erfolgt über winzige Cytoplasmaausstülpungen (= Mikrovilli) in die <u>intrazel</u>lulären Sekretkapillaren.

FUNKTION: Bildung der Magensalzsäure aus Chloriden und Wasserstoff mit Hilfe des Fermentes Carboanhydrase.

DIE NEBENZELLEN

Vorkommen am Drüsenhals. Sie sehen den mukoiden Zellen sehr ähnlich, enthalten schleimiges Sekret, der Zellkern liegt an der Zellbasis und erscheint eingedellt (Napfkern).

FUNKTION: Ersatz verbrauchter Drüsenzellen und auch verbrauchter Oberflächenepithelzellen.

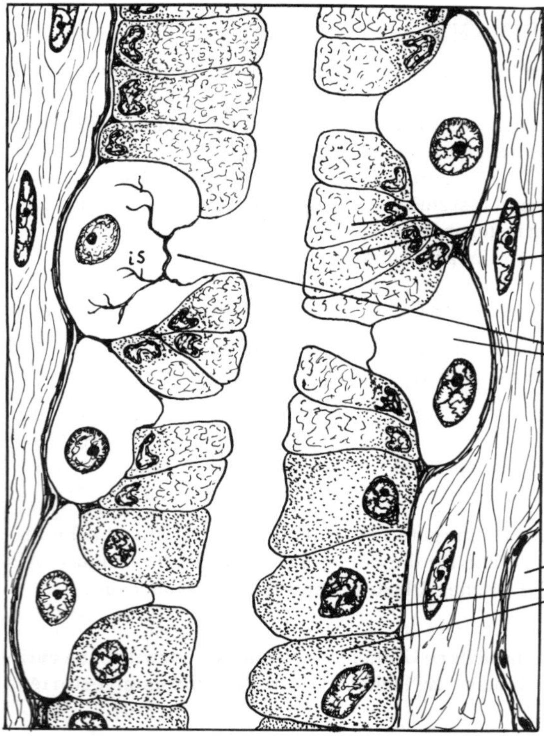

Abb. 53: Schema eines Teilstückes einer Magendrüse

II. DER AUFBAU DER UNSPEZIFISCHEN MAGENDRÜSEN

A. Die Cardiadrüsen

Verzweigte und etwas gewundene Epithelschläuche (tubuläre Drüsen). Nur eine Zellart: mukoide Drüsenzellen.

B. Die Pylorusdrüsen

Die Magengrübchen nehmen etwa zwei Drittel der Schleimhaut ein. Das restliche Drittel enthält einen stark aufgeknäuelten Drüsenkörper aus auffallend hellen Zellen (mukoid). Sie sind niedriger als das Oberflächenepithel und haben eine äußerliche Ähnlichkeit mit den Nebenzellen der Fundusdrüsen. Einzelne Belegzellen können vorkommen.

FUNKTION: Bildung eines zähflüssigen, alkalischen Sekretes; Bildung des Progastrins, das nach Aktivierung (Gastrin) als Hormon (über die Blutbahn) die Magensaftproduktion anregt.

2. DIE LAMINA PROPRIA

Sie liegt wie bei allen Schleimhäuten direkt unter dem Epithel und ist ein Füllgewebe zwischen den Magendrüsen. Auf der Abb. 52 erkennt man sie zwischen den Drüsenschläuchen. Sie besteht aus einem retikulären Bindegewebe, in das einige elastische und kollagene Fasern eingeflochten sind. Innerhalb des lockeren Zellverbandes liegen sehr viele sog. basophile Rundzellen (besonders Histiocyten, Plasmazellen, Mastzellen, Lymphocyten). Lymphocytenhaufen (Solitärfollikel) kommen häufig in gesunder Magenschleimhaut vor, gehäuft in der Pylorusgegend. Massenhafte Kapillaraufzweigungen.

3. DIE LAMINA MUSCULARIS MUCOSAE

Verhältnismäßig schwach ausgebildet. Man kann an ihr eine innere Ring- und äußere Längsmuskellage unterscheiden. Dient der aktiven Verformung der Schleimhaut.

Die übrigen Schichten des Magens:

TELA SUBMUKOSA

Dicke Bindegewebsschicht für eine gute Verschieblichkeit der Magenschleimhaut. Enthält Nerven und Gefäße für die Schleimhaut und die Muskulatur. Als autonome Nerven: MEISSNERscher Plexus oder Plexus submucosus.

LAMINA MUSCULARIS PROPRIA

Innere Ringmuskelschicht und äußere Längsmuskelschicht, dazwischen schräge Faserzüge = Fibrae obliquae. Zwischen beiden der Plexus myentericus (AUERBACH).

TUNIKA SEROSA

Der Magen hat eine glatte äußere Oberfläche, die das viscerale (Eingeweide-) Blatt des PERITONEUMS darstellt.

Merke:

Der Magen hat typischen 4-Schichtenbau
MUKOSA: Oberflächenepithel (mukoide Zellen) als Schutz gegen Selbstverdauung. Lamina propria aus reticulärem Bindegewebe. Lamina muscularis mucosae aus glatter Muskulatur.

Epitheleinstülpungen = Magengrübchen. An den Magengrübchen hängen mehrere Magendrüsen: Fundus - oder Corpusdrüsen, Pylorusdrüsen, Cardiadrüsen. In den Fundus- und Corpusdrüsen drei Zellarten: Hauptzellen (Fermente, Pepsin) Belegzellen (Salzsäure), Nebenzellen (zum Zellersatz). Pylorus- und Cardiadrüsen geknäuelt und nur aus mukoiden Zellen.
SUBMUKOSA: lockeres Bindegewebe mit Nerven und Gefäßen.
MUSKULARIS: innere Ring- und äußere Längsmuskelschicht.
SEROSA: äußerer Überzug (Peritonealüberzug).

Erkennungsregeln:

Typischer 4-Schichtenbau bei Übersichtsvergrößerung. Auffällig die Dicke der Mukosa. Bei mittlerer Vergrößerung betrachtet:
Oberflächenepithel aus schleimhaltigen Zylinderzellen mit Kern an der Zellbasis. Diese Zellen senken sich auch in die Tiefe als kleine Schläuche = Magengrübchen. Die anschließenden Magendrüsen dienen der Differentialdiagnose:

Fundus- oder Corpusabschnitt:
Magengrübchen über ein Drittel der Schleimhaut lang. Magendrüsen enthalten immer drei verschiedene Zellen: besonders auffällig die roten Belegzellen und die bläulich-dunklen Hauptzellen. Magendrüsen immer länger als Magengrübchen!

Pylorusabschnitt:
Magengrübchen über zwei Drittel der Schleimhaut! Drüsenzellen sehr hell durch mukoides Sekret. Am Grunde der Mukosa zahlreiche Drüsenquerschnitte, weil die Pylorusdrüsen geknäuelt verlaufen!

Cardiaabschnitt:
Selten gefragt. Sofern gerade die Grenze zwischen Oesophagus und Magen getroffen ist: Scharfe Grenze zwischen Plattenepithel des Oesophagus und Zylinderepithel des Magens. Dazu die mukoiden Cardiadrüsen beachten.

Der Dünndarm

Der Dünndarm (Intestinum tenue) oder Mitteldarm, ist das wichtigste Resorptionsorgan für die Nahrungsstoffe. Man unterteilt das schlauchartige Organ in drei Abschnitte:

Duodenum	= Zwölffingerdarm
Jejunum	= Leerdarm
Ileum	= Krummdarm

Alle drei haben gemeinsame Baumerkmale, die man sich unbedingt einprägen muß

ALLGEMEINER AUFBAU DES DÜNNDARM

Der Dünndarm verfügt ebenfalls wie andere Abschnitte des Magen-Darmkanals über den schon bekannten 4-Schichtenbau. Für die besondere Aufgabe dieses Darmteiles ist die Schleimhaut mit Sondereinrichtungen versehen. Hierher gehören zunächst Einrichtungen, die der Oberflächenvergrößerung dienen; das sind

1. Falten	= Plicae
2. Zotten	= Villi
3. Einsenkungen	= Krypten

Aussehen und Form dieser drei Einrichtungen werden durch die Abb. 54 erläutert:

Die FALTEN (plicae circulares oder KERCKRINGsche Falten) sind Erhebungen der Submukosa. Sie beginnen etwa 3 cm hinter dem Magenpförtner und reichen bei ständig abnehmender Größe bis in die Mitte des Ileums. Größte Höhe etwa 8 mm. Ihre Aufgabe ist die Vergrößerung der Oberfläche (etwa 30 - 40 % gegenüber einem einfachen Darmschlauch) und das Anschmiegen an den Nahrungsbrei zur besseren Resorption (sog. Arbeitsrelief). Auf diesen Submukosafalten sitzt die eigentliche Schleimhaut (die Tunika mukosa).

Die ZOTTEN (villi intestinales) sind Bildungen der Tunika mukosa. Sie bestehen aus fingerartigen Erhebungen der Lamina propria (sog. Zottenstroma), einem reticulären Bindegewebe (Abb. 56). Überzogen sind sie mit dem Resorptionsepithel, einem typischen Zylinderepithel. Es besteht aus:

a) Saumzellen
b) Becherzellen

Die Saumzellen sind die eigentlichen Resorptionszellen; im Lichtmikroskop erscheinen sie als Zylinderepithelzellen mit einer dunklen Oberfläche (früher Cuticularsaum genannt). Aus elektronenmikroskopischen Befunden weiß man mehr über den Feinbau (Abb. 55).

MIKROVILLI, ein Oberflächenüberzug der Epithelzellen aus aneinandergereihten Stäbchen, die aus dem Plasmalemm der Zelle ausgestülpt sind (Stäbchensaum; Bürstensaum), die Zellen heißen deshalb auch Saumzellen). Die Mikrovilli dienen der Oberflächenvergrößerung.

Ein SCHLUSSLEISTENNETZ aus einer Kittmasse verschließt die Zwischenräume (Interzellularspalten) zwischen den Zylinderzellen zu den Nachbarzellen hin.

Neben dem einschichtigen Zylinderepithel aus Saumzellen finden sich viele BECHERZELLEN, die einen Schutz- und Transportschleim produzieren. Ihre Zahl nimmt analwärts zu.

Die Nahrungsstoffe werden von den Zylinderzellen aufgenommen, durch ihren Zelleib hindurchtransportiert und über die an der Zellbasis liegende Basalmembran in das Zottenstroma ausgeschleust. In diesem reticulären Bindegewebe finden sich

a) das Zottenkapillarnetz
In jede Zotte steigen kleine Arterien bis zur Spitze auf und verzweigen sich in viele Kapillaren, die sich wieder zu einer Zottenvene vereinigen. Auch Kurzschlußverbindungen (Anastomosen) zwischen Zottenarterie und -vene sind vorhanden und dienen der Ruhedurchströmung. Das Blut wird über die Darmvenen der Pfortader zugeleitet.

b) das zentrale Chylusgefäß
Die resorbierten Fette werden zu 60 % nicht in das Blutgefäßsystem gegeben, sondern durch ein besonderes in jeder Zotte liegendes Lymphgefäß (Chylusgefäß) aufgenommen und über die Darmlymphknoten (Lymphonodi mesosteniales) in die Lymphbahnen geleitet.

Bei fleischfressenden Tieren kann der Transport der resorbierten Stoffe durch die sog. ZOTTENPUMPE beschleunigt werden: Es handelt sich um einzelne Muskelfasern, die aus der Lamina muscularis mucosae sich abzweigen und im Zottenstroma bis zur Spitze ziehen. Wenn sie sich kontrahieren, pressen sie den Gefäßinhalt in die größeren Gefäße (die in der Submukosa verlaufen) aus.

Die KRYPTEN oder glandulae intestinales (auch LIEBERKÜHNsche Krypten genannt) sind Einsenkungen in die Lamina propria der Schleimhaut; sie kommen sowohl in den Tälern zwischen den Zotten des Dünndarms vor als auch allein in der Schleimhaut des Dickdarms. Sie sind ebenfalls von einem einfachen Zylinderepithel ausgekleidet, das man im Gegensatz zu dem resorbierenden Zottenepithel als DRÜSEN- oder KRYPTENEPITHEL bezeichnet. Es enthält vier verschiedene Zellarten:

a) das Zylinderepithel
Es ist dem Zottenepithel sehr ähnlich, hat aber einen niedrigeren Bürstensaum. Außerdem dienen die Zellen der ersten 2/3 jeder Krypte dem Ersatz abgestoßener Zottenepithelzellen. Sie werden allmählich auf die Zottenspitzen hinaufgeschoben. Das Dünndarmepithel ist sehr kurzlebig; innerhalb von Stunden (30-36 Stunden) ist ein Zellbestand ausgewechselt! Das Kryptenepithel hat anscheinend auch die Aufgabe der Bildung von Darmfermenten (Erepsin).

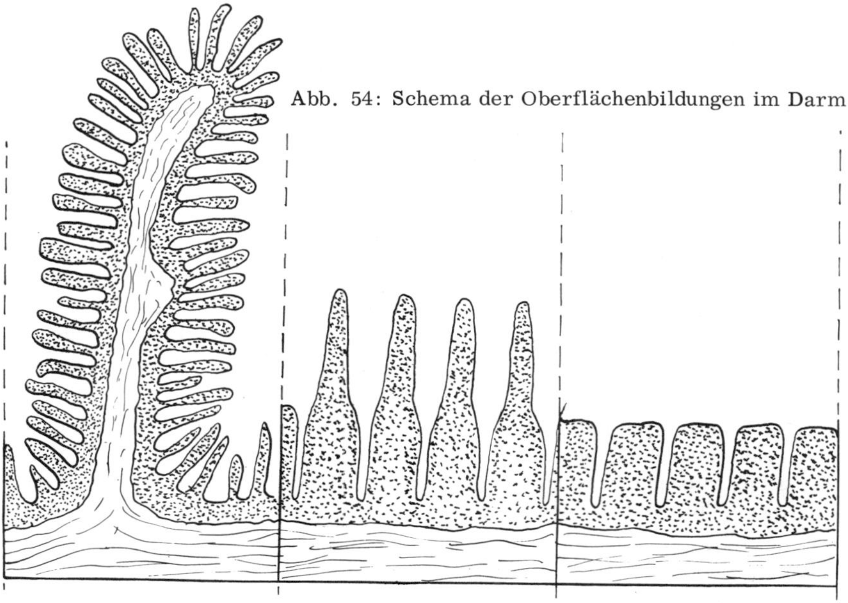

Abb. 54: Schema der Oberflächenbildungen im Darm

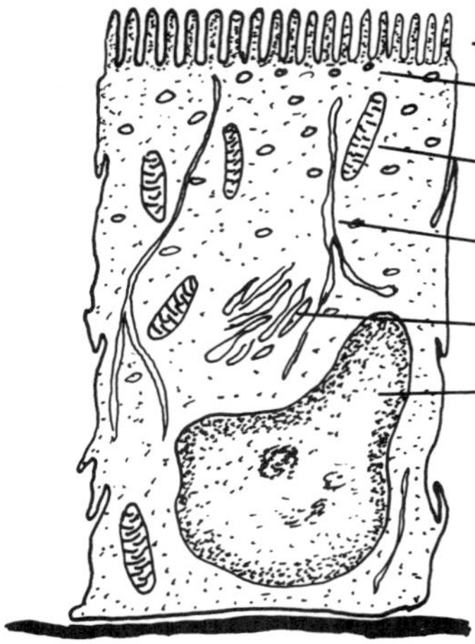

Abb. 55: Schema der elektronenmikroskopischen Befunde an einer Saumzelle des Dünndarmepithels.

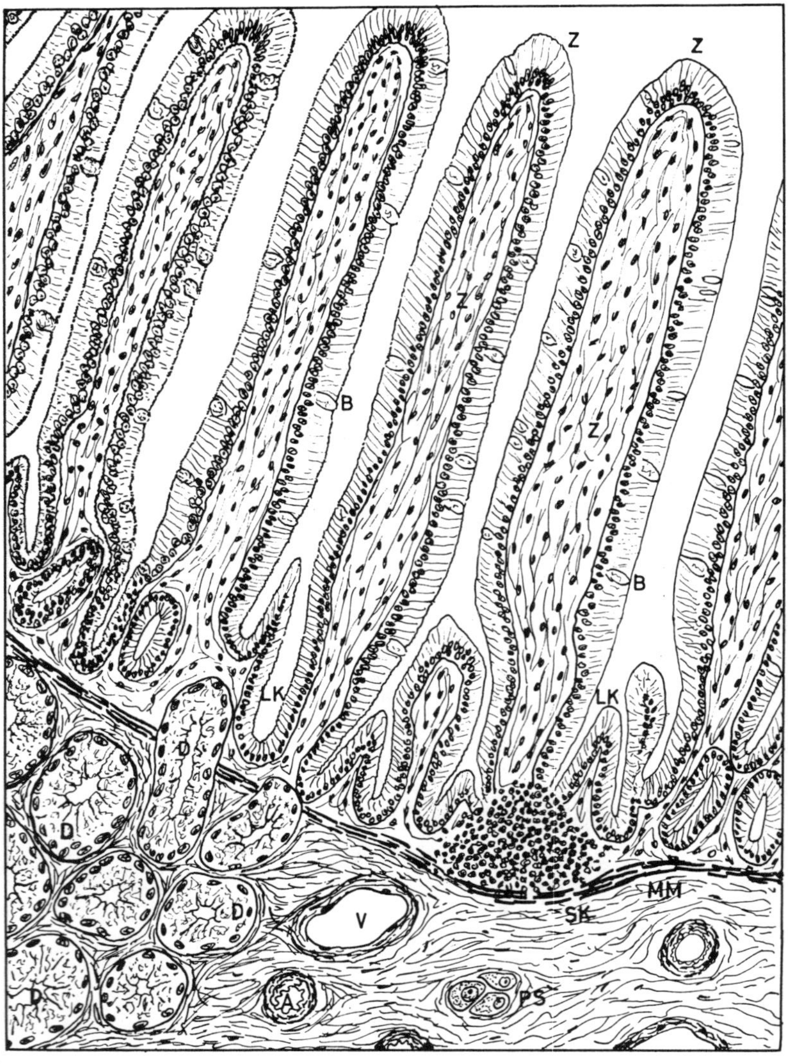

Abb. 56: Schematischer Schnitt durch die Duodenalschleimhaut

Z = Zotten; B = Becherzellen; LK = LIEBERKÜHNsche Krypten, D = BRUNNERsche Duodenaldrüsen; V = Vene; A = Arterie; PS = Ganglienzellen des Plexus submucosus (Meissner); MM = Lamina muscularis mucosae; SK = Solitärknötchen.

b) B e c h e r z e l l e n

Ihr Aufbau wurde bereits im 1. Teil dieses Repetitoriums beschrieben. Sie finden sich auch auf den Zotten und produzieren Schutz- und Transportschleim. Es handelt sich um umgewandelte Zylinderzellen.

c) P A N E T H s c h e K ö r n e r z e l l e n

Am Grunde der Krypten liegen Zellen mit besonderen eosinophilen (stark rötlichen) Körnchen oberhalb des Zellkernes. Sie stellen wahrscheinlich Stoffe zur Regulation der Magensäureproduktion bzw. Neutralisation her.

d) G e l b e Z e l l e n

auch b a s a l g e k ö r n t e (wegen der Körnchen am Zellgrund) oder c h r o m a f f i n e (wegen Färbbarkeit mit Chromsalzen) genannte Zellen. Sie kommen im ganzen Darmepithel vor. Ihre Aufgabe ist die Bildung von SEROTONIN = ENTERAMIN (5-Hydroxytryptamin), das glatte Muskulatur zur Kontraktion bringen kann.

Unterscheidung von Zotten und Krypten:

Manchmal bereitet es Schwierigkeiten, zu erkennen, ob es sich im Präparat um Z O T T E N oder K R Y P T E N handelt. Hierzu dienen folgende Hinweise:

Handelt es sich bei einem Darmpräparat nicht um einen Durchschnitt, sondern um einen Tangential- oder Flachschnitt, dann kann man zwei verschiedene Schleimhautbilder sehen (Abb. 57 a und b):

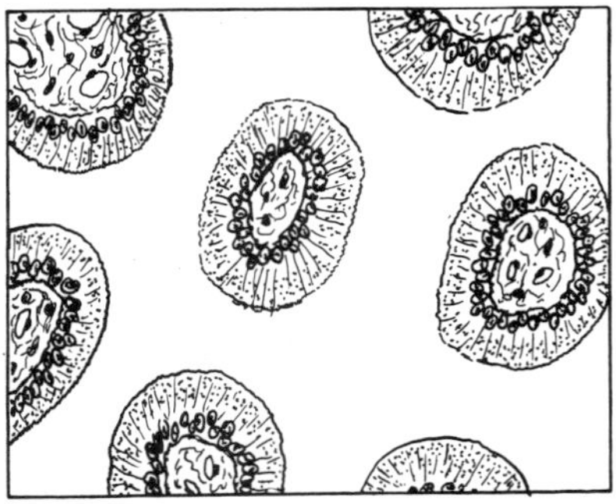

a) Flachschnitt durch Z o t t e n
Zentrales Bindegewebe ! Zylinderepithel umschließt ringförmig eine Bindegewebsinsel. Zwischen den Gewebsstückchen ist das Präparat leer.

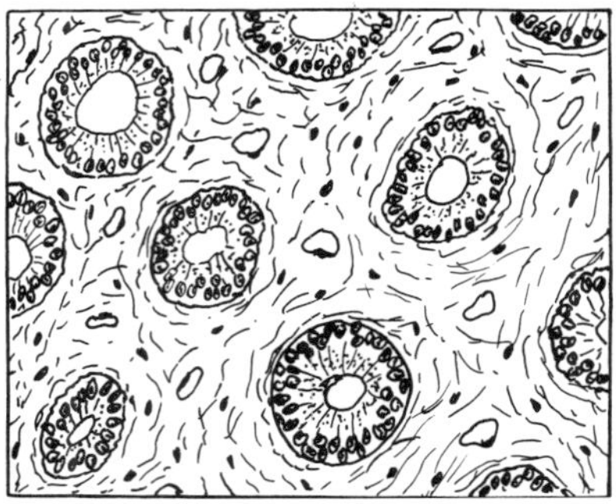

b) Flachschnitt durch K r y p t e n
Peripheres Bindegewebe ! Zylinderepithel umschließt einen leeren Hohlraum, wobei die Zwischenräume zwischen diesen Hohlräumen von Bindegewebe ausgefüllt sind.

Abb. 57: Schema eines Flachschnitts durch die Darmschleimhaut

Was gehört nun zu den einzelnen Schichten?

I. Tunika mukosa:

EPITHEL: einschichtiges Zylinderepithel (Zottenepithel zur Resorption, Kryptenepithel zur Regeneration und Bildung von Darmfermenten). Becherzellen mit Schutz- und Transportschleim. PANETHsche Körnerzellen, gelbe (basalgekörnte) Zellen.

LAMINA PROPRIA: bildet als Erhebungen das Gerüst (Stroma) der Zotten und hat Einsenkungen (Krypten) mit Kryptenepithel. Enthält die Zottenkapillaren und Lymphgefäße.

MUSCULARIS MUCOSAE: zieht unter der Lamina propria entlang und schickt einzelne Fasern in die Zotten hinein. Sie können die Zotten verkürzen (Zottenpumpe).

II. Tela submukosa:

Schicht aus lockerem Bindegewebe mit scherengitterförmigen Kollagenfaserzügen mit Gefäßen und Nerven (plexus submucosus = MEISSNERscher Plexus). Eine Besonderheit sind die Venen, die als Drosselvenen ausgebaut und über arterio-venöse Anastomosen erreicht werden können. Erhebungen dieser Tela bilden die KERCKRINGschen Ringfalten.

III. Tunika muskularis:

Innere Ring-, äußere Längsmuskelschicht. Bewirkt durch rhythmische Kontraktionen (Peristaltik) den Weitertransport des Nahrungsbreis.

IV. Tunika serosa:

Äußerer Überzug des gesamten Dünndarmes durch das viscerale Blatt des Peritoneums.

Besonderheit: An einer Stelle des Darmes reicht die Serosa als Duplikatur (Mesostenium) an die hintere Bauchwand heran und befestigt dort den Darm (Gekrösewurzel = radix mesenterii).

Erkennungsregeln:

DUODENUM: Sehr hohe KERCKRINGsche Falten. Auf den Falten breite (blattförmige) Zotten. Wenige Becherzellen. Wichtigstes Unterscheidungsmerkmal: In der Submukosa liegen muköse Drüsen (BRUNNERsche Drüsen oder glandulae duodenales). Man erkennt sie an ihren auffallend hellen Drüsenzellen. Sie münden über einen Ausführungsgang in die Krypten. Vorkommen nur im Duodenum ! Vergleiche Abb. 56.

JEJUNUM: KERCKRINGsche Falten und Zotten wie im Duodenum, es fehlen aber die BRUNNERschen Drüsen !

ILEUM: Niedrige oder keine KERCKRINGschen Falten. Die Zotten sind kurz und ziemlich plump. Zahlreiche Becherzellen.

Auf manchen Präparaten sieht man große Solitärknötchen oder Lymphknötchenansammlungen (= Lymphonoduli aggregati oder PEYERsche Plaques), die für das Ileum charakteristisch sind und immer in der dem Mesenterium gegenüberliegenden Darmwand vorkommen.

Der Enddarm

Hierzu gehören folgende Darmabschnitte:

Intestinum crassum	= Dickdarm (Colon), mit dem Wurmfortsatz (Appendix vermiformis)
Intestinum rectum	= Mastdarm (Rectum)

Die genannten Abschnitte haben ähnlichen Aufbau.

Der Dickdarm

Seine Aufgabe ist die Eindickung des verdauten Nahrungsbreis durch Wasserentzug, die Rückresorption von Mineralsalzen und bei Tieren die Verdauung von Zellulose durch Dickdarmbakterien, die Bildung eines Transportschleimes; weniger wichtig ist die Ausscheidungsfähigkeit für Schwermetalle und Phosphate. Die Gliederung der Darmwand erfolgt wieder im 4-Schichtenbau:

I. Tunika mukosa:

Die Schleimhaut zeigt als auffallendstes Kennzeichen nur Krypten und keinerlei Zottenbildung (Abb. 54).

EPITHEL: Einschichtiges Zylinderepithel, reicht in die Krypten hinein. Gut ausgebildeter Stäbchensaum (Mikrovilli). Zahlreiche Becherzellen, die dem ganzen Präparat ein auffallend helles Bild geben.

LAMINA PROPRIA: bindegewebiges Stützgerüst für die Krypten. Gelegentlich kommen hier Solitärknötchen vor.

MUSCULARIS MUCOSAE: Muskelschicht am Grunde der Schleimhaut. Wenn sie sich ringförmig stark kontrahiert, entstehen im Darm Ringfalten (plicae semilunares).

II. Tunika (Tela) submucosa:

Lockere Verschiebeschicht mit Nerven und Gefäßen.

III. Tunika muscularis:

Innere Ring- und äußere Längsmuskelschicht. Die Ringmuskelschicht unterstützt durch Kontraktion die Bildung der Plicae semilunares. Zwischen den Plicae ist die Wandung ausgebaucht = sog. HAUSTREN. Die Haustren sind keine feststehenden Gebilde, sondern ständig in Veränderung befindliche Kontraktionszustände der Ringmuskulatur. Die Längsmuskulatur hat beim Dickdarm eine besondere Verteilung: Sie ist zu drei dicken Längsmuskelsträngen, den TAENIEN zusammengefaßt. Die übrige Darmwand hat nur eine sehr dünne Längsmuskelschicht. Man kennt drei Taenien:

1. Taenia libera (bei Eröffnung der Bauchhöhle sichtbar)
2. Taenia mesocolica
3. Taenia omentalis

IV. Tunika serosa:

Ein Überzug aus dem visceralen Blatt des Peritoneums. Als Besonderheit sind die Appendices epiploicae vorhanden. Das sind kleine Fettanhänge der äußeren Darmwand, deren Bedeutung aber nicht klar ist. Sie entstehen bereits beim Embryo und stellen sogenannte Fettorgane dar, die durch ein winziges Gefäß versorgt werden.

Beachte: Erkennungsmerkmale (makroskopisch) für den Dickdarm gegenüber dem Dünndarm:

Haustren, Taenien, Appendices epiploicae!

Hieran kann man den Dickdarm auch unter der Operation am Lebenden erkennen.

Erkennungsregeln:

Nur Krypten ! Das Epithel besteht aus Zylinderzellen und sehr vielen Becherzellen.

Der Wurmfortsatz

Er stellt im Prinzip eine verkleinerte Ausgabe des Dickdarmes dar und zeigt auch dessen Aufbau. Meist ist aber die Schleimhaut durch Einlagerung von lymphatischem Gewebe so aufgelockert, daß sie nicht mehr eindeutig zu erkennen ist. Wegen des lymphatischen Anteiles hat man den Wurmfortsatz auch als „Darmtonsille" bezeichnet (Abb. 58).

Erkennungsregeln:

4-Schichtenbau!

Schnitt durch ein meist rundes Gebilde. Von außen nach innen erkennt man: Eine Serosa als dünne Haut, darunter eine Muskelschicht (Längsmuskulatur außen, Ringmuskulatur innen. Beachte: Am Querschnitt sieht man von der Längsmuskulatur die Querschnitte, von der Ringmuskulatur einen Ringzug. Weiterhin folgt die Submukosa.

Anschließend eine stark entwickelte lymphatische Schicht mit vielen Reaktionszentren. Sie kann die gesamte Schleimhaut ausfüllen oder verdrängen.

Von der Serosa geht an einer Stelle ein kleines Bändchen ab (Mesenteriolum), das Aufhängeband des Wurmfortsatzes (wichtig zur Erkennung eines pathologisch veränderten Wurmfortsatzes !).

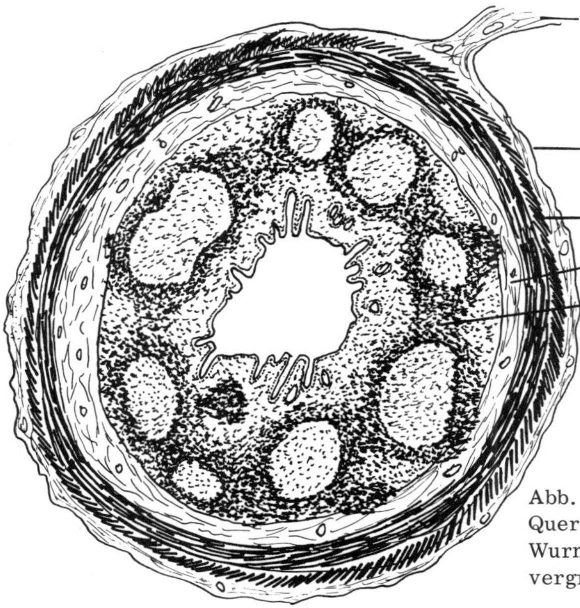

Abb. 58: Schema eines Querschnittes durch einen Wurmfortsatz (Übersichtsvergrößerung)

Der Mastdarm

Selten gefragt ! 4 -Schichtenbau

SCHLEIMHAUT:

Einschichtiges Zylinderepithel mit sehr vielen Becherzellen, wie im Dickdarm. Am After (Anus) geht das mehrschichtige Plattenepithel der Außenhaut (Epidermis) auf den Darm über und bedeckt etwa 2 - 3 cm des Mastdarmes (dieses Gebiet heißt Anulus analis oder hämorrhoidalis). Weiter nach innen schließen sich an diesen Epidermisring Längsfalten der Mastdarmschleimhaut (columnae rectales), die ebenfalls mit Plattenepithel überzogen sind und durch darunterliegende Venenknäuel in der Submukosa entstanden sind.

MUSKELSCHICHT:

Es ist wieder eine Ring- und Längsmuskelschicht in der Tunika muscularis ausgebildet. Die Ringmuskulatur verdickt sich am Anus zu einem Wulst (sphincter ani internus), der den Darmverschluß bewirkt und nicht dem Willen untersteht. Ein zweiter Verschluß erfolgt durch den sphincter ani externus, der zur Dammuskulatur gehört, quergestreift ist und vom Willen gesteuert werden kann.

An einigen Stellen ist die Ringmuskulatur etwas verdickt und trägt Falten aus submukösem Bindegewebe (plicae transversae), von denen die größte die sog. KOHLRAUSCHsche Falte ist. Sie liegt etwa 7 cm oberhalb des Anus und kann bei der rectalen Untersuchung mit dem Finger gerade noch erreicht werden. Man kann sich an ihrer Lage orientieren, weil sie etwa dem tiefsten Punkt der Bauchhöhle (dem DOUGLASschen Raum oder der excavatio rectovesicale beim Manne bzw. der excavatio rectouterina bei der Frau) entspricht. Ergüsse in diesem Raum werden also vom Mastdarm in Höhe der KOHLRAUSCHschen Falte tastbar sein.

Erkennungsregeln:
Mastdarmpräparate werden im Kurs und Examen kaum vorgelegt. Einschichtiges Zylinderepithel mit viel Becherzellen; gegenüber dem Dickdarm aber eine deutliche, verhältnismäßig dicke Längsmuskulatur. Schnitte der Analgegend tragen mehrschichtiges Plattenepithel.

Das Pankreas

Das Pankreas oder die Bauchspeicheldrüse gehört ebenso wie die Leber als Anhangsorgan zum Verdauungssystem. Beide Drüsen sind embryonal aus dem Entodermbezirk (hepatopankreatischer Ring) entstanden, der später dem Duodenum entspricht. Hieraus erklärt sich auch die Mündung des Pankreasganges (ductus pancreaticus major und als Variation auch des ductus pancreaticus minor) und des Gallenganges (ductus choledochus) auf einer Längsfalte (plica longitudinalis duodeni) ins Duodenum. Die Mündung heißt Papilla duodeni (VATERI) und wird durch einen Ringmuskel (Sphincter ODDII) verschlossen.

Das Pankreas enthält zwei in der Funktion und im Aussehen völlig verschiedene Zellgruppen:

A. den exokrinen Pankreasanteil
B. den endokrinen Pankreasanteil (Inselorgan)

A. DER EXOKRINE ANTEIL

Die makroskopische Betrachtung des Pankreas zeigt einen zusammengesetzten Bau aus Läppchen. Jedes dieser großen Läppchen ist wiederum aus mikroskopisch kleinen Läppchen zusammengesetzt. Jedes Läppchen ist durch Bindegewebe abgegrenzt (Abb. 59). Die Gliederung wird am deutlichsten, wenn man das Ausführungsgangsystem rückwärts verfolgt:

2 Hauptausführungsgänge
Ductus pancreaticus major (WIRSUNGI)
Ductus pancreaticus minor (SANTORINI)
Mit einschichtigem Zylinderepithel. Münden gemeinsam (seltener getrennt) auf der Papilla duodeni (VATERI) ins Duodenum. Die Gänge besitzen eigene kleine Schleimdrüsen.

Nebenausführungsgänge

für jedes mikroskopisch-kleine Läppchen. Zylindrisches Epithel, leiten in die Pankreasgänge.

Schaltstücke

kubisches Epithel, wird immer flacher.

Acini

Das sind die Drüsenendstücke. Sie sitzen wie Kirschen auf einem Stiel (dem Schaltstück) und bestehen aus serösen Drüsenzellen.

Beachte: Gegenüber dem im 1. Teil genannten Schema der Drüsenausführungsgänge fällt sofort auf, daß ein STREIFENSTÜCK (oder SEKRETROHR) im Pankreas fehlt. Das ist ein wichtiges Unterscheidungsmerkmal gegenüber anderen serösen Drüsen!

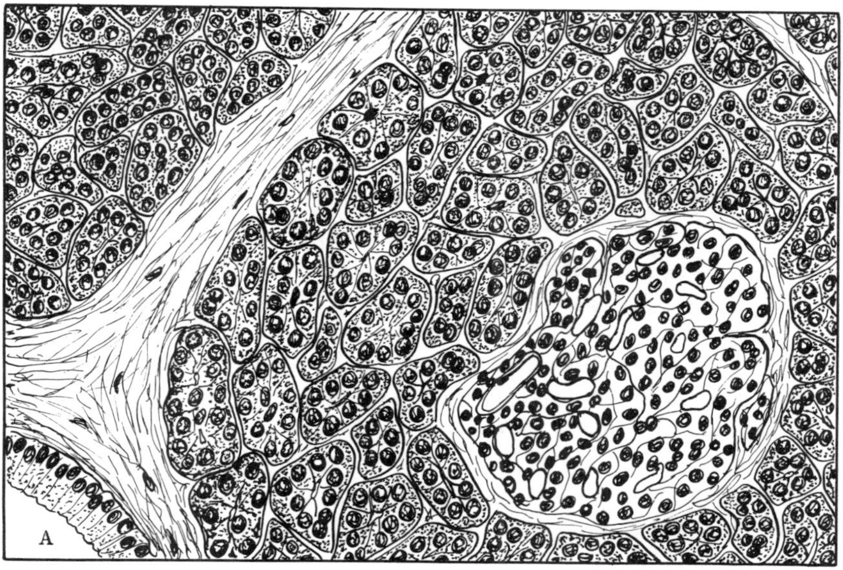

Abb. 59: Ausschnitt aus einem Pankreaspräparat, schematisch. Pankreasdrüsenzellen dunkel gefärbt, LANGERHANSsche Inseln hell; bei A ein angeschnittener Ausführungsgang.

Die serösen Pankreasdrüsenzellen haben (ebenso wie andere seröse Drüsen: Parotis, Tränendrüse) folgende Kennzeichen:

Dunkles Cytoplasma mit deutlichen, dunklen Granula, Runder Zellkern, der meist mitten in der Zelle oder im unteren Drittel liegt.

Die Pankreaszellen haben in ihrem apikalen Teil (Zellspitze) feine, rotgefärbte Körnchen (Zymogengranula), die den Vorstufen der Pankreasfermente entsprechen und aus dem GOLGI-Apparat stammen. An der Zellbasis liegt ein Cytoplasmabezirk, der besonders reich ist an Ribosenukleinsäure (RNS) und in einer stark sezernierenden Zelle streifenartig aussieht (in den üblichen Präparaten nicht erkennbar). Man spricht hier von „basaler Streifung". Dieses für die spezielle Zelleistung notwendige Cytoplasma ist „ERGASTOPLASMA" der granulären Form (siehe 1. Teil!).

Eine weitere Besonderheit der Pankreasdrüsenzellen: Die Schaltstücke stekken tief in einem Acinus (wie aufgespießt). Schematisch wird das an der Abb. 60 erläutert. Wenn man nun einen solchen Acinus nicht längs-, sondern quer schneidet, muß man selbstverständlich die Zellen des Schaltstückes umgeben von Drüsenzellen finden. Man spricht in diesem Fall von zentroacinären Zellen. Es sind aber nicht nur Zellen der Schaltstücke, sondern auch teilungsfähige, in das Innere abgedrängte Drüsenzellen. Die Sekrete der Drüsenzellen werden durch feine Spalträume (interzelluläre Sekretkanälchen) in das Schaltstück eingeschleust.

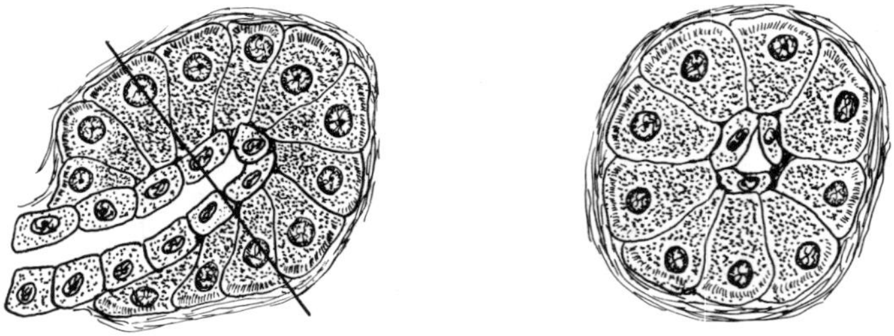

Längsschnitt Querschnitt

Abb. 60: Ein Drüsenendstück (Acinus) aus dem Pankreas mit den zentroacinären Zellen.

Funktion des exokrinen Anteils:

Bildung von Fermenten für alle Stoffklassen, z. B. Trypsin (Eiweiß), Lipase (Fette), Amylase und Maltase (Kohlenhydrate).

B. DER ENDOKRINE ANTEIL

Auf einem Übersichtsbild (Abb. 59) fallen bei der üblichen Hämalaun-Eosinfärbung sofort helle Bezirke inmitten der dunklen Drüsenzellen auf. Das sind die LANGERHANSschen Inseln oder das INSELORGAN.

Die Inseln bestehen aus
- Zellsträngen
- sehr vielen Blutkapillaren
- spärlichen Bindegewebshüllen

Schon auf Übersichtspräparaten fallen sie auf, weil ihre Cytoplasmabestandteile bei der üblichen Hämalaun-Eosinfärbung nur wenig angefärbt werden. Die Zellen dieser Inseln sind ziemlich klein, undeutlich begrenzt und haben runde bis ovale Kerne. Besonders im Schwanzteil des Pankreas sind sie zu finden. Durch besondere Färbemethoden konnte man verschiedene Zelltypen differenzieren:

1. die A-Zellen

   Sie enthalten feine Körnchen, die sog. α-Granula. Im hämalaun-Eosinpräparat (H.E.) nicht deutlich erkennbar, bei der AZAN-Färbung jedoch leuchtend gelb sichtbar. Ebenfalls mit Silbernitrat zu versilbern (deshalb auch Silberzellen genannt). 20 % aller Inselzellen.

   Die α-Granula sind Vorstufen des Hormons GLUKAGON (Blutzuckerspiegel erhöhend durch Glykogenabbau).

2. die B-Zellen

   Sie besitzen die ß-Granula, die nur mit speziellen Färbemethoden sichtbar werden. Es sind die Vorstufen des Hormons INSULIN (zinkhaltiges Proteohormon), das den Blutzucker senkt durch Glykogenanbau oder verstärkten Zuckerabbau in der Peripherie.

   Die ß-Zellen ergeben fast 80 % der Inselzellen. Sie können isoliert zugrunde gehen und führen dann zum Diabetes mellitus (Zuckerharnruhr oder „Zuckerkrankheit").

3. die D-Zellen

   Sie enthalten die δ-Granula und wurden früher als Degenerationsstufen angesehen. Heute hält man sie für Vorstufen der B-Zellen. Ihre Zahl beträgt etwa 2 %. Die Granula erscheinen bei der AZAN-Färbung stark blau.

Die Hormone werden in die sehr zahlreichen Blutkapillaren jedes Inselbezirkes gegeben und gelangen auf dem Blutweg (Pfortader) in die Leber. Ausführungsgänge fehlen in den Inseln völlig.

Ein weiteres Hormon - das KALLIKREIN - entsteht zwar auch im Pankreas, aber nicht in den Inseln. Es wirkt gefäßerweiternd und wird ebenfalls in anderen serösen Drüsen (Parotis) gebildet. Weiterhin sind kreislaufwirksame Stoffe = KININE (z.B. BRADYKININ) bekannt.

Erkennungsregeln:

Auf Übersichtspräparaten fallen die LANGERHANSschen Inseln sofort als helle Bezirke auf! Bei stärkerer Vergrößerung: Seröse Drüsenendstücke mit zentroacinären Zellen (d.h. man sieht die Zellkerne der Schaltstücke dort, wo man eigentlich ein Drüsenlumen erwarten würde, also in der Mitte der serösen Acini).

Unterschiede gegenüber anderen serösen Drüsen:

Keine Streifenstücke (Sekretrohre), kaum Fettzellen (im Gegensatz zu Parotis und Tränendrüse).

Die Leber

Die Leber ist mit 1500 g die größte Drüse des Körpers und wegen ihrer vielseitigen Funktionen im Dienste des Körpers unentbehrlich. Eine Übersicht über die Leberfunktionen beleuchtet sehr deutlich ihre Wichtigkeit:

1. Aufnahme von Kohlehydraten aus dem Pfortaderblut und Aufbau zu GLYKOGEN.
2. KOHLENHYDRATSPEICHER (Glykogen). Bei sinkendem Blutzuckerspiegel kann Glukose aus der Leber mobilisiert werden (aus Glykogen).
3. ENTGIFTUNG. Die Leber kontrolliert das nährstoffbeladene Blut auf Giftstoffe und macht diese durch Koppelung an Glukuronsäure oder Schwefelsäure unschädlich (für die Niere ausscheidungsfähig). Auch körpereigene Stoffe (z.B. Hormone) werden durch die Leber abgebaut.
4. GALLEBILDUNG. Die Galle ist ein Sekret der Leber, das notwendig ist zur Resorption von Lipiden aus dem Darm.
5. EXKRETION. In der Galle können bestimmte Stoffe (Gallenfarbstoffe, Arzneimittel) enthalten sein, die auf diesem Wege in den Darm gelangen und dort über den Kot ausgeschieden werden.
6. BLUTABBAU. Aus zerfallenen Erythrocyten wird durch besondere in den Leberkapillaren sitzenden Zellen (v. KUPFFERsche Sternzellen) Eisen rückgewonnen und das Hämoglobin zum Bilirubin abgebaut.
7. HARNSTOFFBEREITUNG. Aus abgebauten Eiweißen wird der anfallende Stickstoff in Form des Harnstoffes als wasserlösliches Produkt in der Leber bereitet (sog. Krebs-Zyklus).
8. VITAMINSPEICHER. Die Vitaminspeicherungsfähigkeit der Leber hat besondere Wichtigkeit für die B-Vitamine, weiterhin für Vitamin K (Prothrombinsynthese).
9. EIWEISSYNTHESE. Die Albumine werden in der Leber synthetisiert, außerdem Fibrinogen und Prothrombin.

Die Leber ist zum größten Teil (mit Ausnahme der pars affixa, wo sie mit dem Zwerchfell verwachsen ist) von dem visceralen Blatt des Peritoneums überzogen. Darunter liegt erst die eigentliche Leberkapsel, die GLISSONsche Kapsel. Merke also folgende Schichten von außen nach innen:

1. SEROSA: viscerales Peritoneum
   aus Mesothel und membranösem Bindegewebe.
2. GLISSONsche KAPSEL:
   eigentliche Leberkapsel aus Bindegewebe. Die Kapsel ist nur wenig dehnbar.

Von der Leberpforte (Gebiet der Leberblutgefäße) zieht das Bindegewebe der GLISSONschen Kapsel als PERIPORTALES BINDEGEWEBE mit den Gefäßen in das Leberinnere. Durch Septenbildung teilt es das Leberparenchym in die

LEBERLÄPPCHEN

auf. Diese Leberläppchen stellen die kleinste Baueinheit der Leber dar. Eine schematische Darstellung ist in der Abb. 61 gezeigt.

Abb. 61: Schema eines Leberläppchen

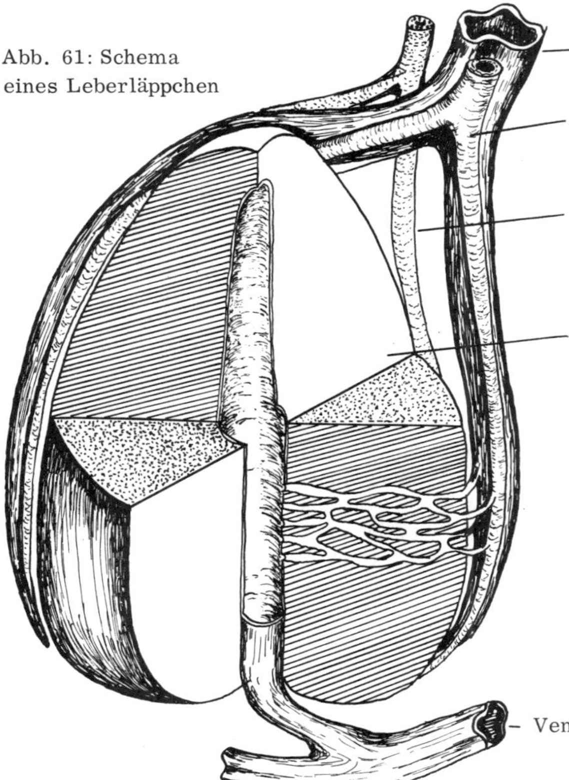

Ein Leberläppchen ist etwa 1-2 mm lang und hat 1 mm Durchmesser. Die Form erinnert an eine Glocke oder einen Bienenkorb. In der Mitte wird das Läppchen von einer Vene, der ZENTRALVENE, durchzogen. Außen wird jedes Läppchen von etwas Bindegewebe begrenzt. In diesem INTERLOBULÄREN BINDEGEWEBE verlaufen weitere Gefäße:

1. Äste der Pfortader = Venae interlobulares
2. Äste der Art. hepatica = Art. interlobulares
3. kleine Gallengänge = ductuli interlobulares (biliferi)

Man nennt diese drei Gefäße die „TRIAS".

Von den Venae interlobulares zweigen sich zahlreiche KAPILLAREN ab, die in das Leberläppchen hineinziehen, zwischen den Leberzellen verlaufen und schließlich in die Zentralvene münden. Diesen venösen Kapillaren schließen sich Kapillaren aus der Art. hepatica an. Dadurch wird das Läppchen von arteriellem und venösem Mischblut durchströmt ! Rein schematisch sind diese Verhältnisse noch einmal auf der Abb. 62 dargestellt.

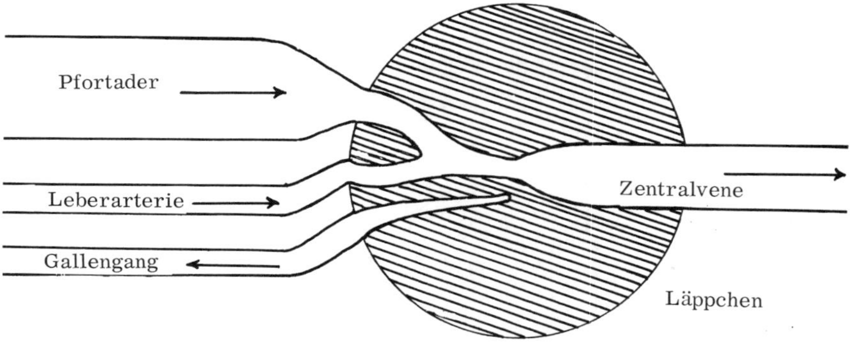

Abb. 62: Schema der Gefäßwege in der Leber

MERKE über die Lebergefäße:

1. ein nutritives Gefäß (Ernährung der Leber)
   Das ist die Art. hepatica propria mit ihren Aufzweigungen. Sie dient einzig der Zuführung von sauerstoffhaltigem Blut an die Leberzellen und dient deshalb nur der Organerhaltung (vasa privata). Unterbindung führt zur Minderung der Zellgröße, aber nicht zum Zelltod.

2. ein funktionelles Gefäß
   Das ist die Vena portae, die nährstoffreiches Blut aus dem Darm, Milz und Pankreas heranführt und über ihre Äste (Vv. interlobulares) die Leberläppchen erreicht. Sie ist das Arbeitsgefäß der Leber (vasa publica). Ein Verschluß führt nicht zur Leberzellschädigung.

2. das venöse Wundernetz
   Den alten Anatomen erschien es sehr wunderlich, daß sich eine Vene, die doch erst hinter einem Kapillargebiet (im Fall der Pfortader ist das Kapillargebiet der Darmzotten gemeint) entsteht, sich noch einmal in Kapillaren (hier in die Kapillaren der Leberläppchen) aufteilt. Daher nannten sie die Läppchenkapillarnetze „venöses Wundernetz". Die Läppchenkapillaren werden auch Lebersinusoide genannt. In den Sinusoiden mischt sich Blut der Leberarterie und der Pfortader.

4. die Lebervenen
   Es sind die Venae hepaticae. Sie entstehen aus den Vv. centrales inner-

halb eines jeden Leberläppchen und ergießen sich über die Venae sublobulares in die Sammelvenen. Mehrere Sammelvenen vereinigen sich zu den Lebervenen, die ihrerseits in die Vena cava inferior münden.

BAU DER LEBERLÄPPCHEN

Bei Übersichtsvergrößerung eines Leberschnittes erkennt man die Querschnitte der Leberläppchen deutlich:

> Mehreckige (polygonale) Felder, die sternförmig in das Zentrum laufende Zellbalken zeigen. In der Mitte liegt ein kleiner Hohlraum, der der quergeschnittenen V. centralis entspricht.

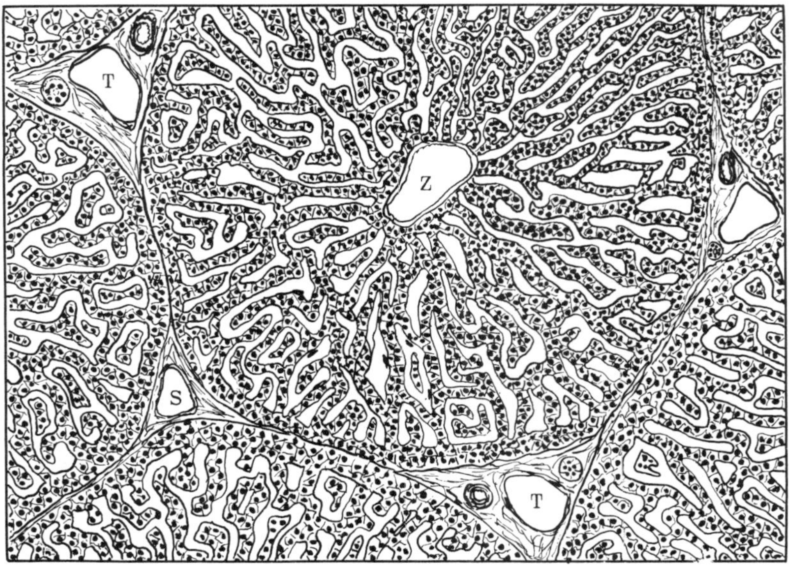

Abb. 63: Halbschematische Darstellung eines Leberschnittes (vom Schwein)

T = Gefäße der Trias (Vene, Arterie, Gallengang); Z = Zentralvene; S = Sublobularvene. Die Schweineleber zeigt deutliche Bindegewebsgliederung.

Bei der Schweineleber (wird meist im Kurs vorgelegt) erkennt man jedes Läppchen sehr deutlich, weil es - wie auf Abb. 63 gezeigt - durch Bindegewebe abgegrenzt ist. Beim Menschen ist das Bindegewebe aber nur sehr spärlich entwickelt ! An den Ecken, wo sich mehrere Läppchen berühren, liegen die

GLISSONschen FELDER

oder DREIECKE ! In ihnen verlaufen die Lebergefäße und die Gallengänge (Trias).

Um was für Gefäße es sich handelt, kann man bei stärkeren Vergrößerungen genau sagen, wenn man sich folgende Anhaltspunkte merkt:

TRIAS: Die Trias liegt vor, wenn man drei Gefäße nebeneinander findet (Abb. 64): Ein großes Gefäß mit dünner Wandung = Äste der V. portae (Vv. interlobulares). Daneben ein wesentlich dünneres Gefäß (1/10 bis 1/20 der Vene) mit verhältnismäßig dicker Wandung (aus Muskulatur) = Äste der Art. hepatica propria. Eine Gefäßöffnung, die durch einen Kranz runder Kerne dicht umsäumt ist (eigentlich sind es kubische Epithelzellen, deren Grenzen aber kaum zu erkennen sind) = Gallengang.

Wichtig: Aus dem Vorhandensein dieser Trias kann man bei der bindegewebsarmen menschlichen Leber feststellen, wo das Leberläppchen aufhört!

VENAE HEPATICAE:
und ihre Zuflüsse (Sammelvenen, Sublobularvenen) liegen immer allein und haben eine eigene Bindegewebshülle. Auch aus ihrem Vorhandensein kann man die Läppchengrenze bestimmen, weil sie zwischen den Läppchen hindurchziehen.

ZENTRALVENEN:
bestehen aus einer dünnen Wand und sind daran zu erkennen, daß die Leberzellbalken und die Läppchenkapillaren strahlenförmig auf sie zulaufen.

Wie ist nun das Leberparenchym in den Läppchen angeordnet? Man vergleiche hierzu die Abb. 65!

Die sehr großen Leberzellen sind plattenartig übereinandergestapelt und durch zahlreiche Querverbindungen vereint. Jede Zellplatte ist außerdem noch sehr stark durchlöchert, so daß im Endergebnis ein riesiger ZELLSCHWAMM entsteht. Die Hohlräume dieses Schwammwerkes sind die LEBERKAPILLAREN oder SINUSOIDE.

DIE LEBERZELLEN

Es sind sehr große, eckige Zellen mit runden Kernen. Bei starker funktioneller Belastung kommen auch zwei oder mehr Kerne in einer Zelle vor (amitotisch, d.h. durch Kerndurchschnürung ohne Zellteilung entstanden). Eine andere Art der Anpassung an größere Leistung ist die Kernvergrößerung (sog. Endomitose; siehe 1. Teil). Manchmal sind paraplasmatische Einschlüsse nachweisbar: Glykogen, Pigmente (z.B. Lipofuscin), Fette. Die Leberzellen machen einen Arbeitsrhythmus durch:

assimilatorische Phase	= Aufnahme von Eiweiß, Fetten und Kohlehydraten aus der Nahrung und Umbau (z.B. zu Glykogen, Plasmaprotein).
sekretorische Phase	= Bildung von Galle.

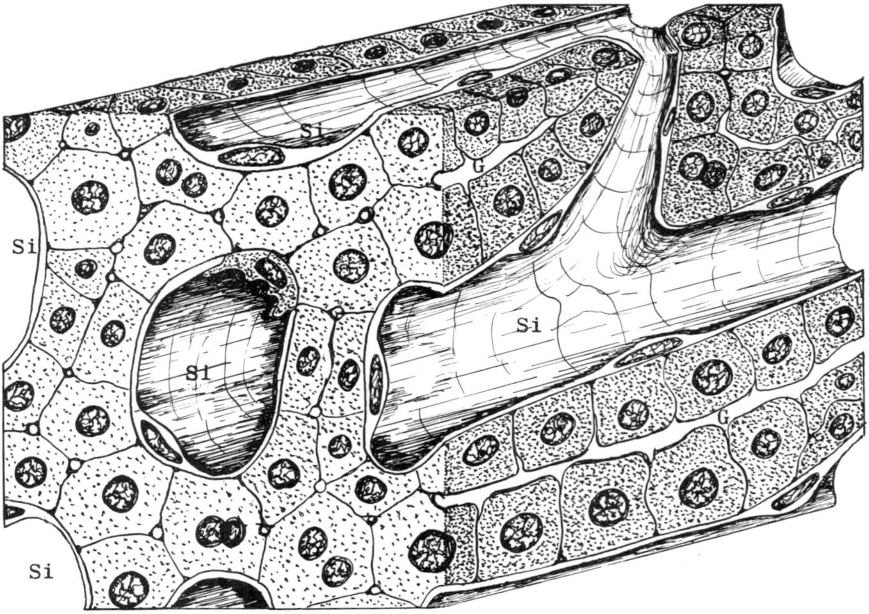

Abb. 65: Schema eines Würfelausschnittes aus einem Leberläppchen. Dargestellt sind die Sinusoide (Si); die Gallenkapillaren (G) im Quer- und Längsschnitt. Im Längsschnitt erscheinen die Leberzellen als Zellstränge, im Querschnitt mehr als Netzsystem.

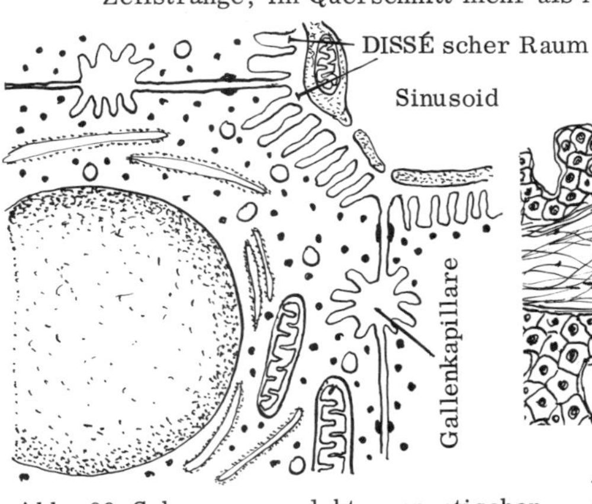

Abb. 66: Schema vom elektronenoptischen Aufbau einer Leberzelle mit Mikrovilli

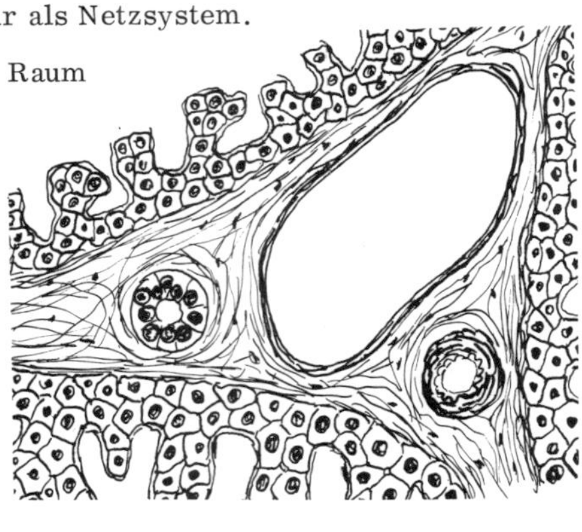

Abb. 64: Ein Glisson-Feld mit der T r i a s aus Vene, Arterie und Gallengang.

Beide Phasen wechseln nach einigen Stunden. Neben dieser zeitlichen Ordnung gibt es eine Arbeitsteilung innerhalb des Läppchens:

Die peripheren Zellen (Läppchenrand) bilden zuerst und am meisten Galle (während der sekretorischen Phase).

Die zentralen Zellen rings um die Vena centralis beginnen während der assimilatorischen Phase zuerst mit der Glykogenspeicherung und enthalten auch die meisten Einschlüsse.

Überhaupt verhalten sich Läppchenzentrum und -peripherie anders: die Peripherie wird besser als das Zentrum mit Nährstoffen und Sauerstoff versorgt, weil die zuführenden Gefäße vom Läppchenrand aus einstrahlen. Diese Tatsache spielt weniger für die normale Leber eine Rolle, als vielmehr bei pathologischen Verhältnissen (z.B. Stauungen, Verfettungen).

Im Elektronenmikroskop zeigt die Zelloberfläche zum Sinusoid hin feinste Zellfortsätze = MIKROVILLI; Ausstülpungen des Plasmalemms (Abb. 66). Die Leberzellen haben wegen ihres intensiven Stoffwechsels besonders gut ausgebildete Mitochondrien, Lysosomen, Ergastoplasma und endoplasmatisches Retikulum.

DIE LEBERSINUSOIDE

Unter Sinusoiden versteht man weiträumige Kapillaren. In der Leber bilden sie ein stark verzweigtes Netz, in dem der Blutstrom von der Peripherie zum Läppchenzentrum zieht. Sie haben folgenden Wandaufbau (vergleiche Abb. 65):

1. Endothelzellen

   Es sind die bereits im Kapitel Gefäßsystem beschriebenen flachen Zellen, die hier die Kapillaren auskleiden. Als Besonderheit hat man festgestellt, daß die Endothelschicht der Leberkapillaren nicht geschlossen ist, sondern ab und zu Poren enthält (Kapillaren vom gefensterten Typ; siehe Seite 5).

2. DISSEscher Raum

   Direkt unter den Endothelzellen liegt ein feiner Spaltraum, der nach seinem Beschreiber DISSEscher Raum heißt. Er steht über die Endothelporen mit dem Kapillarinhalt in Kommunikation. Bei Leberstauungen kann er erheblich erweitert werden. In normalen Präparaten ist er kaum sichtbar. In diesen Raum ragen die Mikrovilli hinein.

3. Gitterfaserhäutchen

   Nach dem DISSEschen Raum folgt ein sehr feines Netz aus Retikulinfasern, das die Leberzellen überzieht und den Zusammenhang des Parenchyms bewirkt. Durch die feinen Maschen dieses Retikulin- oder Gitterfaserhäutchens strecken die Leberzellen ihre winzigen Cytoplasmafortsätze (MIKROVILLI) in den DISSEschen Raum. Offenbar dienen sie dem Stoffaustausch.

Innerhalb des Kapillarendothels besitzt die Leber eine sehr wichtige besondere Zellart, die

v. KUPFFERschen STERNZELLEN (Endocyten).

Es sind verschiedenartig geformte Zellen, die in Lücken des Kapillarendothels sitzen. Man hielt sie früher für besondere umgewandelte Endothelzellen, heute hält man sie für umgewandelte MONOCYTEN oder aus dem Bindegewebe eingewanderte HISTIOCYTEN. Sie können sternförmige Cytoplasmaausläufer in den Blutstrom hineinstrecken. Man rechnet sie zum R.E.S.

Eigenschaften der v. KUPFFERschen STERNZELLEN:

Fähigkeit zum Abrunden, Verlassen des Endothelverbandes (= Histiocyten)
Amöboid beweglich.
Zu starker Phagocytose fähig (Bakterien, Erythrocytenbruchstücke, Pigmente, Farbstoffe).
Speicherfähig für Fette, Hämosiderin
Ersatzweise können sie den Erythrocytenabbau durchführen (z.B. bei hämolytischen Anaemien)
Zuträgerfunktion. Manche Leistungen der Leber scheinen erst durch Vermittlung der Sternzellen möglich zu sein: Bilirubinbildung, Speicherung des Provitamin A. Die Sternzellen können die Mikrovilli der Leberzellen (Hepatocyten) über Fortsätze erreichen.

DIE GALLENGÄNGE

Die Galle ist ein *Sekret* der Leber, das wie die Produkte aller exokrinen Drüsen in einen Ausführungsgang gegeben wird. Für die Galle besteht ein besonderes Ableitungssystem, das nach seiner Lage unterteilt wird in

a) intrahepatische Gallengänge
b) extrahepatische Gallengänge

a) *intrahepatische Gallengänge*

Die Entstehung des Gangsystems wird auf der Abb. 65 erläutert. An der Berührungsstelle zweier Leberzellen ist ein feiner Spalt, in den die jeweils benachbarten Zellen ihr Gallesekret hinein absondern. Dieser rinnenartige Spalt heißt

GALLENKAPILLARE

und ist ohne besondere Wandauskleidung lediglich vom Plasmalemm der Leberzellen begrenzt. Zwischen den Leberzellplatten liegen spaltenartig interzelluläre Sekretkanälchen als Seitenäste. Auch in diese Gallenkapillare streckt die Leberzelle Mikrovilli vor. Die Gallekapillaren ziehen zur Läppchenperipherie und münden dort in den

DUCTULUS BILIFERUS (oder D. interlobularis).

Er verläuft als dritter Bestandteil der Trias im Bindegewebe des GLISSONschen Dreiecks und ist an seinem kubischen Epithel erkennbar. Beachte also: Gallekapillaren sind ohne eigene Wand, Ductulus biliferus dagegen hat kubisches Epithel. Das System der Gallengänge ist immer von den Blutgefäßen durch Zellen getrennt! Die vielen Ductuli biliferi sammeln sich zu den größeren

DUCTUS HEPATICI,

die mit einem einschichtigen Zylinderepithel ausgekleidet sind und zur Leberpforte ziehen.

b) extrahepatische Gallengänge

Die großen Gallengänge haben in der Wand zahlreiche glatte Muskelzellen, die bei Gallengangshindernissen (Gallensteine) Anlaß zu sehr schmerzhaften Kontraktionen (Koliken) geben.

Merke:

Leberkapsel: Serosa und GLISSONsche Kapsel
Periportales Bindegewebe grenzt Läppchen ab (beim Menschen nur gering entwickelt).
GLISSONsche Dreiecke: mit der TRIAS
Pfortader (V. portae)
Leberarterie (Art. hepatica propria)
Gallengang
Läppchen sind mehreckig (polygonal), im Zentrum mit der Vena centralis.
Leberzellen im Schnittbild balkenartig angeordnet, dazwischen liegen die Sinusoide (Kapillaren). Kapillaren führen Mischblut. Aufbau aus Endothelzellen mit Endocyten (von KUPFFERsche Sternzellen). DISSEscher Raum, Gitterfaserhäutchen. Gallenkapillaren gebinnen als zwischenzellige Spalten und gehen in Ductuli biliferi am Läppchenrand über (intrahepatische Gallenwege). v. KUPFFERsche Sternzellen gehören zum R.E.S. und liegen im Endothel als ortsveränderliche Zellen.

Erkennungsregeln:

Bei Übersichtsvergrößerung sieht man mehreckige Felder aus dunklen Zellbalken, die radiär in das Zentrum eines jeden Feldes ziehen. Im Zentrum liegt ein Gefäß. Am Rande der Felder liegt innerhalb eines bindegewebigen Dreiecks eine große Vene mit dünner Wand, daneben eine wesentlich kleinere Arterie und ein Gallengang (deutlich an seinen runden, kranzartig liegenden Zellkernen erkennbar!).

Bei stärkerer Vergrößerung: Zellbalken mit großen, vier- bis sechseckigen Zellen mit großen, rundlichen Kernen in Zellmitte. Zwischen den Zellbalken liegen Kapillaren, von denen man den Hohlraum und die länglich-spindelförmigen Endothelzellkerne sehen kann.
Wenn jedes Läppchen deutlich von Bindegewebe umgrenzt wird, handelt es sich um eine Tierleber (Schwein). Bei der Menschenleber sieht man nur die GLISSONschen Dreiecke oder die Sublobularvenen mit etwas Bindegewebe !

Die Gallenblase

Die Gallenblase läßt makroskopisch drei Gebiete erkennen:

Fundus - Corpus - Collum (Abb. 67)

Das gesamte Organ heißt Vesica fellea (Gallenblase). Man sollte es besonders in Prüfungen vermeiden, kurzerhand von „der Galle" (als Organ) zu sprechen, sondern immer das Wort „Gallenblase" nehmen. Im Volksmund spricht man zwar meist von „Gallenentzündung", meint aber immer eine „Gallenblasenentzündung". Die „Galle" ist ein Sekret und kein Organ!

Mikroskopisch besteht die Gallenblase aus nur drei Schichten (im Gegensatz zum Darm); es sind:

Abb. 67: Gallenwege

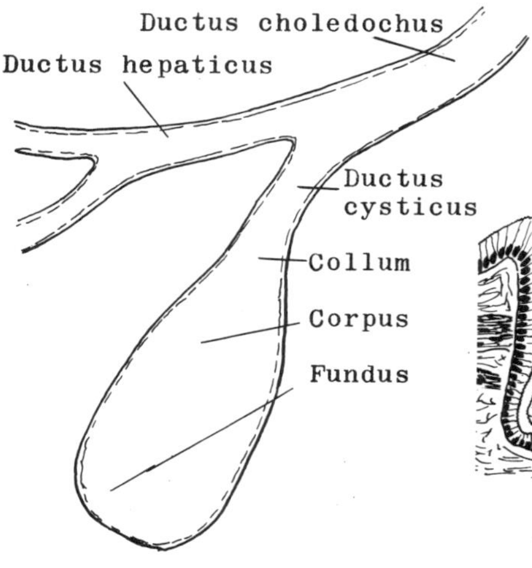

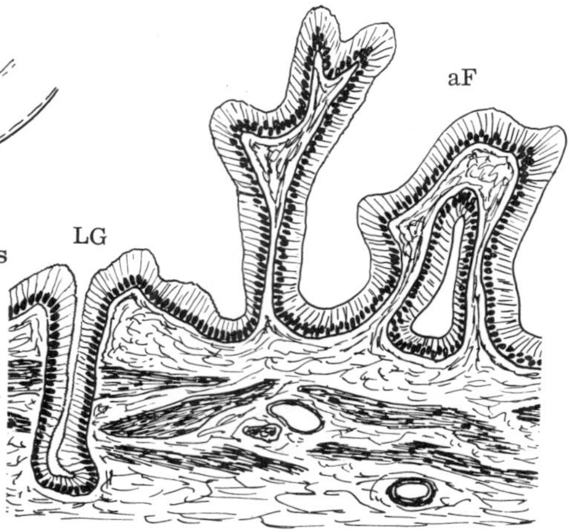

Abb. 68: Gallenblasenwandschnitt
aF = anastomosierende Falten, LG LUSCHKAscher Gang

I. TUNIKA MUCOSA (Schleimhaut)

a) einschichtiges Zylinderepithel mit Cuticularsaum

b) Lamina propria aus lockerem Bindegewebe.

Die Schleimhaut besitzt unregelmäßig geformte Falten, die in der Aufsicht wie ein Netz angeordnet sind. Auf einem Querschnitt erscheinen sie dann als selbstständige zottenartige Gebilde (Abb. 68). Die Falten der Schleimhaut bestehen aus Erhebungen der Lamina propria. Sie können sich manchmal an den Spitzen berühren und miteinander verwachsen (anastomosierende Falten). Es entstehen dann epithelausgekleidete Nischen oder Hohlräume (Zysten).

Die Epithelzellen können einen Schleim produzieren, der der Galle beigemengt wird. Auch einzelne Schleimdrüsen kommen vor, doch fehlen in einer gesunden Gallenblase stets die Becherzellen. An paraplasmatischen Einschlüssen zeigt das Epithel oft Fettstoffe, (Neutralfette, Phosphatide, Cholesterin). Manchmal senkt sich das Epithel schlauchartig tief in die folgenden Gewebsschichten und bildet dadurch kryptenartige Einsenkungen, sog. LUSCHKAsche Gänge.

Am Übergang des Collum in den Ductus cysticus ist die Schleimhaut spiralig angeordnet = Valvula spiralis (HEISTERI). Bei kurzem Druckanstieg in der Bauchhöhle (bei der Stuhlentleerung oder beim Husten) kann hiermit ein Ausfließen der Galle in den Darm verhindert werden.

II. TUNIKA MUSCULARIS (Muskelschicht)

Glatte Muskulatur, die aus scherengitterartig verlaufenden Zügen besteht. Diese Anordnung gestattet eine gleichmäßige Zusammenziehung der Gallenblase, wobei der Inhalt unter Druck gesetzt wird.

III. TUNIKA SEROSA und adventitia

Die Gallenblase liegt in der Fossa vesicae felleae der Leber dicht an und ist dort mit ihr bindegewebig verwachsen (Adventitia). Die übrige Blasenoberfläche wird vom Peritoneum überzogen (Serosa).

Beachte: Es fehlt eine Lamina muscularis mucosae und die Submukosa unter der Schleimhaut!

FUNKTION der Gallenblase:

Sammelorgan für die Lebergalle (dünnflüssig) und deren Eindickung (Blasengalle), Abgabe der Galle bei Bedarf (zur Fettresorption).

Die Gallenblase ist nicht lebensnotwendig. Ersatzweise können auch die Gallengänge bis zu einem gewissen Grad die Eindickung übernehmen. Manche Tiere besitzen keine Gallenblase: Ratte, Pferd.

Erkennungsregeln:

3-Schichtenbau!

Einschichtiges Zylinderepithel (ohne Becherzellen) auf einer Schicht aus lockerem Bindegewebe, die sich zum Teil zu Falten erhebt (Lamina propria). Darunter eine Schicht glatter Muskulatur, durch reichlich Bindegewebe aufgelockert. Eine Lamina muscularis mucosae und eine Tela submucosa fehlt.

oooooooooooooooooooo

DIE HARNORGANE

Es gehören hierzu:

a) die harnbereitenden Anteile = Niere

b) die harnleitenden Anteile = Nierenbecken
Harnleiter
Harnblase
Harnröhre

Die Nieren

An der Niere kann man bei makroskopischer Beobachtung folgende Teile erkennen (Abb. 69):

I. die Nierenkapsel
II. das Mark
III. die Rinde

I. DIE NIERENKAPSEL

Die Niere hat drei Kapseln, von denen aber nur die ersten zwei am herausgenommenen Organ zu erkennen sind:

1. Tunika (Capsula) fibrosa
   äußere derbe Kapsel aus straffem Bindegewebe; läßt sich von dem Organ im ganzen abpräparieren (Dekapsulation).

2. Tunika subfibrosa
   unter der ersten Kapsel direkt auf dem Nierenparenchym; enthält viel Reticulinfasern mit einzelnen glatten Muskelzellen. Mit dem Organ fest verwachsen.

3. Capsula adiposa (Fettkapsel)
   Gehört nicht direkt zum Organ, sondern ist eine Umhüllung für die Niere innerhalb des Nierenlagers (Baufett) im retroperitonealen Raum.

II. DAS MARK (Substantitia medullaris)

Das Mark ist an seinem streifenartigen Aussehen zu erkennen. Es liegt in einer besonderen Anordnung (Abb. 69):

PYRAMIDEN = (Pyramis) dreieckige Figur des Markes; die Basis der Pyramide liegt parallel zur Kapsel, die Spitze zeigt in das Niereninnere.

PAPILLEN = (Papilla) heißen die Spitzen der Pyramiden. An diesen Papillen setzen die NIERENKELCHE (Calices) an, die zum Nierenbecken gehören und den Beginn des harnleitenden Systems darstellen. Betrachtet man eine Papille in der Aufsicht, so erkennt man winzige Löcher, die den Austrittsöffnungen der Ductus papillares (Foramina papillaria) entsprechen.

MARKSTRAHLEN = schmale Streifen von Marksubstanz, die in die über dem Mark liegende Rindenschicht einstrahlen.

Das Mark erscheint feingestreift, weil es in der Hauptsache aus den weiter unten beschriebenen Sammelrohren besteht.

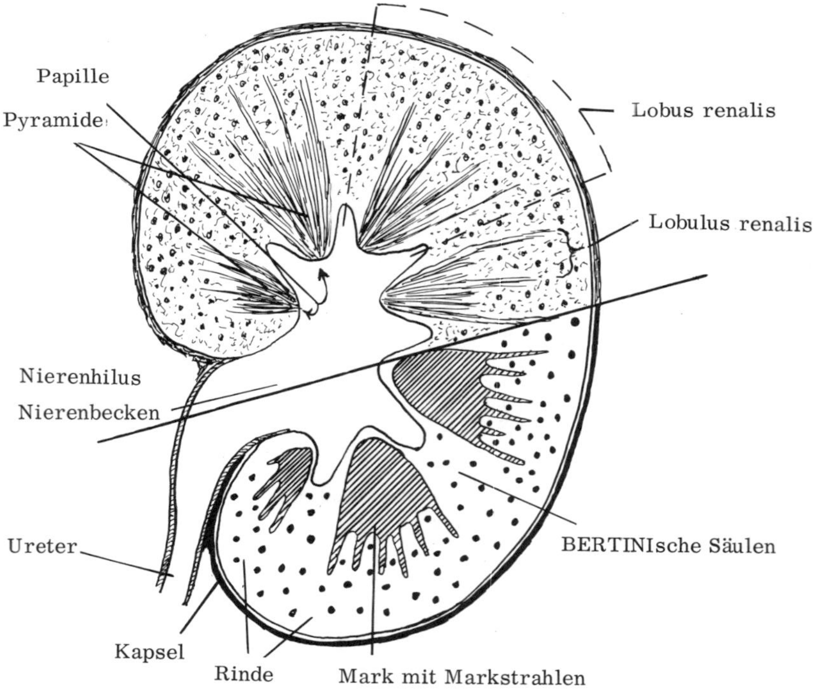

Abb. 69: Schema der Nierengliederung (im oberen Bildteil in halbschematischer, unten in grobschematischer Darstellung).

III. DIE RINDE (Substantia corticalis)

Sie überkleidet die Markpyramiden und füllt den gesamten Raum bis zur Kapsel aus. Man erkennt sie an einer feinen Punktierung ihrer Substanz (durch die Nierenkörperchen = Glomerula).

BERTINIsche SÄULEN oder Columnae renales sind die Zonen aus Rindensubstanz, die sich zwischen die einzelnen Markpyramiden schieben (Abb. 69).

LOBUS RENALIS (RENCULUS) ist ein keilförmiges Stückchen Nierengewebe, das aus einer Markpyramide, der Hälfte der umliegenden BERTINIschen Säulen und der bis zur Kapsel reichenden Rinde besteht. Beim Embryo werden die Nieren aus solchen getrennten Lappen angelegt, die aber später verschmelzen: Renculustyp (siehe AUXILIUM-Entwicklungsgeschichte).

LOBULUS RENALIS ist das Gebiet eines einzigen Markstrahles und des ihn umgebenden Anteiles des Rindengewebes (diese Rindenabschnitte zwischen den Markstrahlen heißen auch Labyrinth).

FEINBAU DES NIERENGEWEBES

Die Rinde und das Mark bestehen mikroskopisch aus vielen verschiedenartig gebauten Teilen, deren Reihenfolge man sich merken muß. In der Literatur werden für die Bauteile immer noch zwei verschiedene Bezeichnungen gewählt, die deshalb zur Übersicht nebeneinander gestellt seien:

<table>
<tr><th>Neuere Bezeichnung</th><th colspan="2">Ältere Bezeichnung</th></tr>
<tr><td>1. Nierenkörperchen (Corpusculum renis) mit Glomerulum und BOWMANscher Kapsel</td><td colspan="2">MALPHIGIsches Körperchen</td></tr>
<tr><td>2. Hauptstück
a) pars contorta (oder convoluta) gewundener Teil</td><td colspan="2">Tubulus contortus I. Ordnung</td></tr>
<tr><td>b) pars recta gerader Teil</td><td>absteigender Schenkel</td><td rowspan="3">HENLEsche Schleife</td></tr>
<tr><td>3. Überleitungsstück</td><td>dünner Teil</td></tr>
<tr><td>4. Mittelstück
a) pars recta gerader Teil</td><td>aufsteigender Schenkel</td></tr>
<tr><td>b) pars contorta gewundener Teil (Schaltstück)</td><td colspan="2">Tubulus contortus II. Ordnung oder Schaltstück</td></tr>
<tr><td>5. Sammelrohre</td><td colspan="2">Sammelrohre</td></tr>
</table>

Die Anteile vom Glomerulum bis zum Ende des Mittelstückes werden NE-

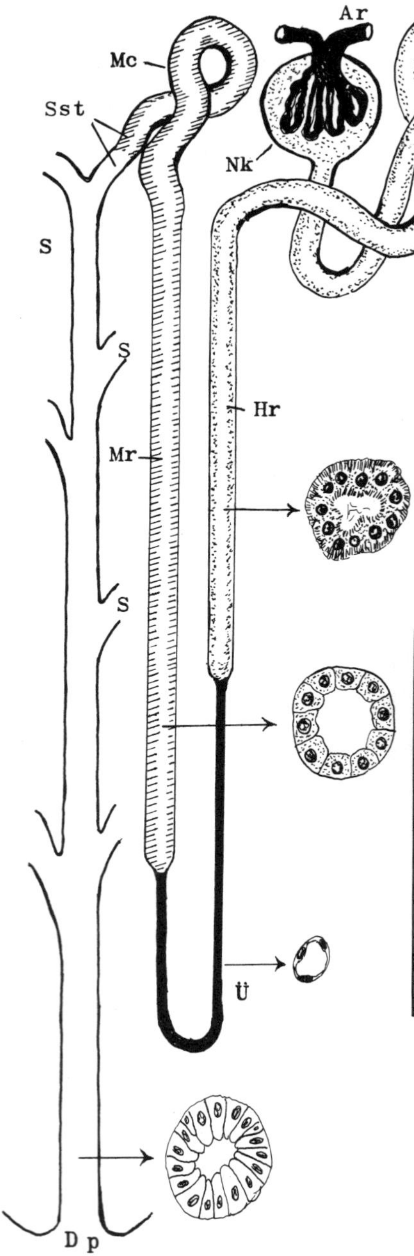

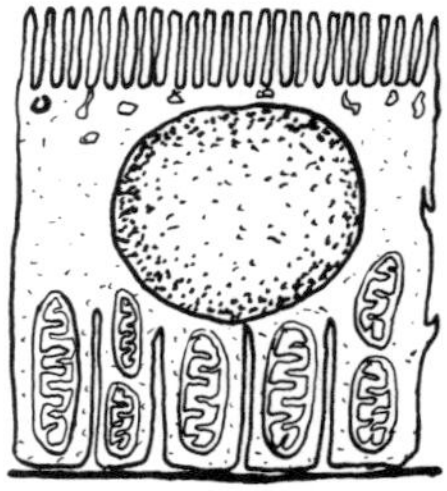

Abb. 70a: Ultrastruktur einer Hauptstückzelle

Abb. 70: Schema des N e p h r o n s und der Sammelrohre

Nk = Nierenkörperchen mit den Arteriolen (Ar) und dem Kapillarknäuel. Hc = Hauptstück mit gewundenem Anteil und geradem Anteil (Hr). Ü = Überleitungsstück; Mr = Mittelstück, gerader Anteil; Mc Mittelstück, gewundener Anteil mit dem Übergang (Schaltstück = Sst) zum Sammelrohr (S). Dp = Ductus papillaris.

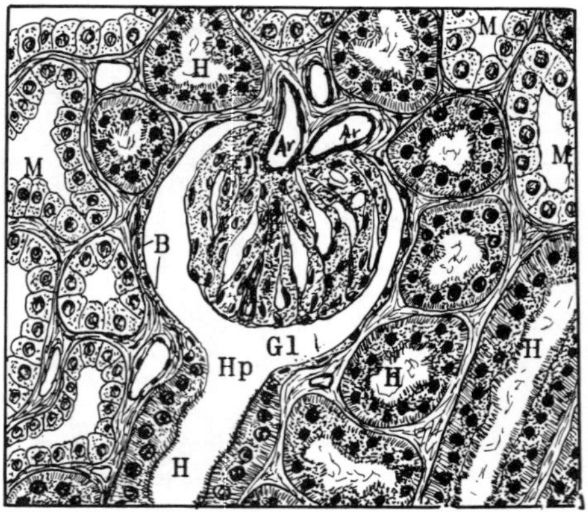

Abb. 71: Schnitt durch den Rindenbezirk einer Niere mit Glomerulum.

Gl = Glomerulum; B = BOWMANsche Kapsel; Hp = Harnpol; H = Schnitte durch Hauptstücke (pars contorta); M = Mittelstücke (pars contorta); Ar = angeschnittene Arteriolen am Gefäßpol.

PHRON genannt und sind die kleinsten Funktionseinheiten der Niere. Die Reihenfolge ist noch einmal auf Abb. 70 dargestellt und mit den im Mikroskop sichtbaren Gewebebildern gekoppelt.

DAS NIERENKÖRPERCHEN

Es sind rundliche Hohlräume, die von einer dünnen Zelltapete ausgekleidet sind (= BOWMANsche Kapsel) und in die ein Knäuel von 30 Kapillaren (= Glomerulum oder Glomerulus) hineinhängt. Diese Kapillaren entstehen aus einer kleinen Arteria (ARTERIOLA AFFERENS), bilden Schlingen und vereinigen sich wieder zu einer ARTERIOLA EFFERENS. Die Eintrittsstelle der Gefäße in das Nierenkörperchen heißt GEFÄSSPOL. Die Arteriola afferens besitzt in ihrer Wand Epitheloidzellen (vergleiche Abb. 72), die als POLKISSEN bezeichnet werden. Den verwickelten Feinbau aller Anteile kann man nur mit Hilfe der Abb. 72 verstehen:

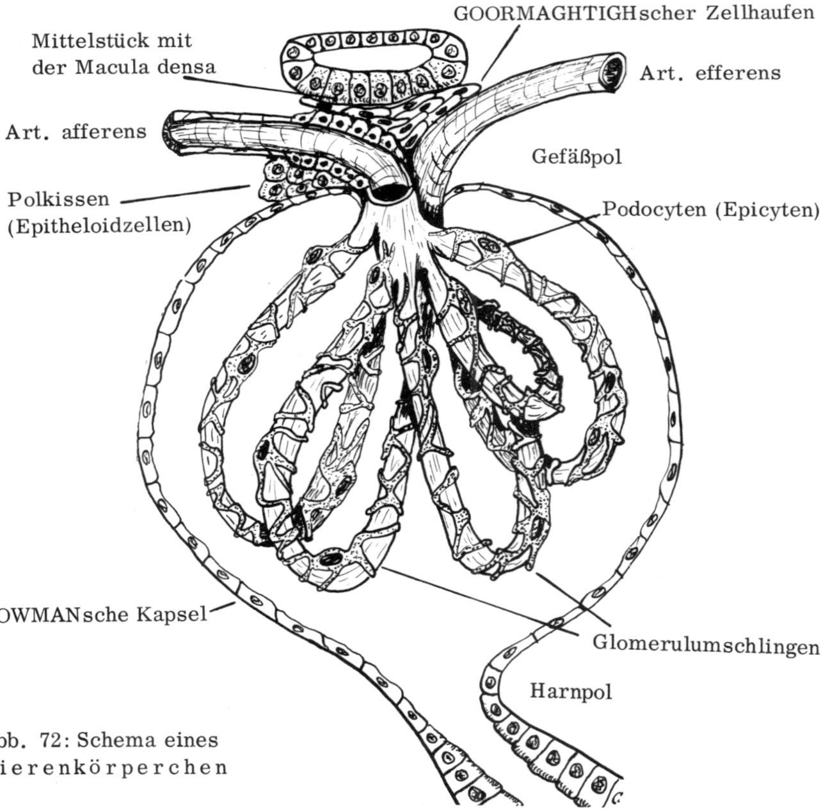

Abb. 72: Schema eines Nierenkörperchen

Der GEFÄSSPOL

ist die Eintrittspforte der Arteriolen in das Nierenkörperchen. Die Arteriola afferens hat in ihrer Wandung im Gebiet der Tunica media besondere Zellen, die als

Juxtaglomeruläre Zellen

bezeichnet werden und in ihrer Gesamtheit das sog. POLKISSEN bilden. Sie haben epithelartigen Aufbau (Epitheloidzellen) und stellen Hormonproduzenten dar: Sie bilden das ERYTHROPOIETIN, ein die Blutbildung steigerndes Glykoproteid, und das RENIN, ein den Blutdruck beeinflussendes Ferment (es ist ein Oktapeptid mit proteolytischer Wirkung, das aus dem Angiotensinogen das Angiotensin als gefäßwirksame Substanz mit blutdrucksteigernder Wirkung freisetzt). Außerdem bewirkt Renin die vermehrte Freisetzung des Nebennierenhormons Aldosteron ! - Die

GLOMERULUMKAPILLAREN

sind im Grundaufbau wie alle Kapillaren gebaut; sie gehören zum Typ der „gefensterten Kapillaren" und bestehen aus:

a) einer feinen Endothelzellschicht mit Poren,
b) einer Basalmembran mit einzelnen Retikulinfasern,
c) einer äußeren (zum Inneren des Nierenkörperchens liegenden!) Deckzellschicht = Epicyten oder Podocyten.

Beachte: Das Endothel scheint zwar Poren zu enthalten, im Elektronenmikroskop erkennt man aber, daß es sich hier um eine starke Verdünnung des Plasmalemms handelt! Somit bleiben die Kapillaren ununterbrochen geschlossen. - Die Podocyten werden auch als inneres Blatt der BOWMANschen Kapsel bezeichnet.

Die Kapillarschlingen haben einen eigenen Aufhängeapparat, das

MESANGIUM.

Es beginnt bereits am Gefäßpol und hat mit seinem Bindegewebsapparat die Form eines winzigen „Kapillargekröses". Daneben können sich aber Zellen des Mesangiums im Winkel zwischen Arteriola afferens und efferens umwandeln zu dem sog.

GOORMAGHTIGHschen ZELLHAUFEN.

Man vermutet hier die Bildung blutdrucksenkender Stoffe (Mediolin mit vasopressinartiger Wirkung; im einzelnen noch umstritten).

Die Glomerulumkapillaren hängen in den Hohlraum des Nierenkörperchens, der als

Interkapsulärer Raum

bezeichnet wird und nach außen von der

BOWMANschenKAPSEL

abgeschlossen wird. Diese Kapsel besteht zum Hohlraum hin aus flachen Endothelzellen, unter denen eine der üblichen Grundmembranen liegt. Genau gegenüber dem Gefäßpol leitet die BOWMANsche Kapsel im

HARNPOL

zu dem System der Nierenkanälchen über.

Die F u n k t i o n des Glomerulum ist die ULTRAFILTRATION des Blutes, wobei ein dem Blutplasma sehr ähnlicher V o r h a r n oder P r i m ä r h a r n erzeugt wird. Etwa 1/10 des Blutplasmas wird abfiltriert. Es wird im System der Nierenkanälchen auf 1/100 konzentriert unter Rückresorption von Wasser, Salzen, Glukose usw. Als eigentliche Filtermembran sieht man die Basal- oder Grundmembran der Glomerulumkapillaren an, den Zellen wird wenig aktive Eigenleistung zugeordnet. Die Gesamtheit aller Glomerula bildet eine Filteroberfläche von nahezu 1,5 m^2! Es werden nicht alle Glomerula der Nieren gleichzeitig funktionell beansprucht, sondern es gibt eine Bevorzugung der rindennahen Glomerula, während die marknahen Glomerula unter großer Flüssigkeitszufuhr eingeschaltet werden und einen wasserreichen Harn produzieren. Die Ultrafiltration ist ein p a s s i v e r V o r g a n g, der von der Höhe des Blutdrucks und der Durchlässigkeit der Basalmembranen abhängig ist.

DAS HAUPTSTÜCK

Am Harnpol beginnt das Hauptstück des Nierenkanälchensystems. Seine Zellen besitzen eine Streifung (BÜRSTENSAUM = Mikrovilli) der Zelloberfläche und innerhalb des Cytoplasmas eine grobe Streifung der Zellbasis (BASALSTREIFUNG). Die Basalstreifung hat einen komplizierten Aufbau: An der Zellbasis stülpt sich das Plasmalemm fingerförmig nach innen, wodurch eine Reihe von zaunartigen Spalträumen entsteht (gewissermaßen nach innen geschlagene Mikrovilli); diesen Einstülpungen lagern sich von innen reihenweise Mitochondrien an und verursachen das Streifungsbild. Diese Streifenbildungen sind Ausdruck der starken Funktion, aber in den üblichen Präparaten kaum zu erkennen. Im Hauptstück wird dem Vorharn besonders viel Wasser (daneben Salze und Glukose) entzogen und der NACHHARN gebildet. E r k e n n u n g s m e r k m a l e sind:

1. Kubisches, einschichtiges Epithel (Abb. 70).
2. Das Lumen des Hauptstückes ist unregelmäßig begrenzt, auf Querschnitten meist sternförmig.
   Funktion des Hauptstückes:
   R ü c k r e s o r p t i o n von Glucose, Chloriden, etwas Wasser; Elimination bzw. Sekretion von Fremdstoffen wie organischen Jodverbindungen (Röntgenkontrastmitteln).
3. Die Zellen haben keine deutlichen Zellgrenzen, fallen aber durch ihre starke Rotfärbung (bei H.E.-Färbungen) auf.
4. Sie liegen immer in der Nachbarschaft der Nierenkörperchen (zusammen mit den gewundenen Mittelstücken!)
5. Zelloberfläche ist ausgefranst (Bürstensaum).

Das Hauptstück setzt sich fort in

DAS ÜBERLEITUNGSSTÜCK

Es zieht in die Markpyramiden hinab und liegt dort neben den Sammelrohren.

Dieses meist sehr lange Stück dient der weiteren Harnkonzentrierung. Es hat eine Haarnadelform. Deshalb spricht man auch vom „Haarnadel-Gegenstromprinzip" der hier stattfindenden Harnkonzentration (siehe Physiologie-Lehrbücher). Nicht verwechseln mit leeren Kapillaren, was leicht möglich ist; daher merken:

1. Dünnes, einschichtiges Plattenepithel, ähnlich einem Gefäßendothel, aber nicht ganz so flach! Es fehlen aber immer die bei den meisten Kapillarschnitten erkennbaren Erythrocyten !
2. Mehr Kerne auf einem Querschnitt als bei Gefäßen.

DAS MITTELSTÜCK

Es zieht als Fortsetzung des Überleitungsstückes aus dem Mark rindenwärts und gelangt in die Nähe des jeweils zugehörigen Nierenkörperchens. Man kann es gegen das Hauptstück unterscheiden durch:

1. Kubisches Epithel (ohne Bürstensaum) aus hellen Zellen mit zarter Streifung.
2. Das Lumen ist deutlich erkennbar und wird von den Zellen scharf begrenzt.

Elektronenmikroskopisch haben die Zellen des Mittelstücks zahlreiche basale Einstülpungen des Cytoplasmas (ähnlich Hauptstück), wodurch es lichtmikroskopisch eine Stäbchenstruktur bekommt. Immer erreicht eine Windung des Mittelstücks das zugehörige Glomerulum am Gefäßpol und berührt es von außen. Dieser Kontaktpunkt heißt MACULA DENSA. Die Funktion der Macula densa ist unklar; es wird aber eine Art Rezeptorfunktion zur Nachkontrolle der Urinkonzentration vermutet. - Die Hauptfunktion des Mittelstücks ist die Wasserresorption.

DIE SAMMELROHRE

Sie sind die Fortsetzung der Mittelstücke und werden manchmal durch kurze VERBINDUNGSSTÜCKE erreicht. Sie gehören nicht mehr zum Nephron (d.h. sie nehmen nur geringen Anteil an der Harnbearbeitung), sondern sind ein Ausführungsgangsystem für den Harn. Mehrere kleine Sammelrohre vereinigen sich zu jeweils größeren Rohren. Die großen Sammelrohre heißen Ductus papillares und münden auf der Papilla in die Nierenkelche. Unterscheidungsmerkmale:

1. Helle, gut abgegrenzte Zellen mit runden Kernen. Kubische Zellen in den kleinen Sammelröhrchen und in den Ductus papillares Zylinderepithel.
2. Sie bilden mit den Überleitungsstücken den Hauptanteil der Marksubstanz und bedingen dessen Streifung; ebenfalls in den Markstrahlen vorhanden.

DAS GEFÄSSYSTEM DER NIERE

Die Gefäße der Niere haben einen eigenartigen Verlauf, den man sich einprägen muß. Es handelt sich um folgende Aufzweigungen, wobei die Venen den

den Arterien parallel laufen:

Art. renalis	gabelt sich am Nierenhilus in zwei große Äste, die sich wieder in etwa 10 kleinere Äste, die
Artt. interlobares (Lappenarterie)	teilen. Sie ziehen innerhalb der Columnae renales (BERTINIschen Säulen) rindenwärts bis zur Grenze zwischen Markpyramide und Rinde. Sie versorgen die Säulen und geben besondere kleine Ästchen in das Mark ab (Artt. rectae medullares). An der Basis der Markpyramide gabelt sich die Lappenarterie in zwei
Artt. arcuatae	(Bogenarterien), die ebenfalls Gefäße in das Mark abzweigt:
Artt. rectae medullares	zur Versorgung der Sammelrohre und Überleitungsstükke. Außerdem gehen aus der Bogenarterie die
Artt. interlobulares	(Läppchenarterien) oder Artt. radiatae ab. Sie ziehen senkrecht zur Kapsel. Auf dieser Wegstrecke geben sie zahlreiche
Arteriolae afferentes	ab, aus denen das Gefäßknäuel des Nierenkörperchen hervorgeht. Die Glomerulumschlingen werden als
arterielles Wundernetz	bezeichnet, weil sie sich wieder zu einer neuen Arteriole sammeln und nicht gleich in eine Vene übergehen. Die vom Glomerulum ableitenden Gefäße heißen
Arteriolae efferentes.	Sie entsenden auch Artt. rectae medullares zur Versorgung in das Mark. Erst hinter den Arteriolae efferentes kommt es zur Bildung eines echten
Kapillargebietes,	das die verschiedenen Harnkanälchen umspinnt. Das Blut sammelt sich dann in kleinen Venen und wird parallel den Arterien transportiert über die
Vena interlobularis (oder radiata),	
Vena arcuata (Bogenvene)	
Vena interlobaris (Lappenvene),	
Vena renalis.	

In den Außenteilen der Rinde sammeln sich die Kapillaren in besonderen Venen, den Venae stellatae, die sternförmig Blut durch kleine Venulen erhalten und dann in die Venae interlobulares übergehen. Zwischen Nierenarterien und -venen sind viele Anastomosen vorhanden.

Merke:

3 Nierenkapseln (Fettkapsel = Nierenlager, Tunika fibrosa, Tunika subfibrosa).

Nierengewebe aus MARK und RINDE.

Mark: Pyramiden mit Markstrahlen in die Rinde. Gestreiftes Aussehen durch Sammelrohre und Überleitungsstücke. Pyra-

midenspitze = Papille.
Rinde: Zwischen Kapsel und Mark, als Columnae renales zwischen den Markpyramiden.
Eine Pyramide mit Rindensubstanz = Lobus renalis.
Baueinheit der Niere = NEPHRON bestehend aus:
Nierenkörperchen (Glomerulum und BOWMANsche Kapsel), Hauptstück, Überleitungsstück, Mittelstück. Danach folgt das nicht zum Nephron gehörende Sammelrohr: Mündung auf der Papille
Gefäßsystem: Art. renalis - Art. interlobaris - Art. arcuata - Art. interlobularis - Arteriola afferens - Glomerulum - Arteriola efferens - Kapillargebiet - Venolen - V. interlobularis - V. arcuata - V. interlobaris - V. renalis.
Das Mark erhält Artt. rectae medullares aus der Art. interlobaris und den Artt. efferentes.
Polkissen (Epitheloidzellen) in den Artt. afferentes. Dort ebenfalls juxtaglomeruläre Zellen (Reninbildung).
Das Bindegewebe der Niere besteht fast nur aus Reticulinfasergerüsten.

Erkennungsregeln:

Diagnose der gesunden Niere leicht. Bereits bei Übersichtsvergrößerung die Glomerula erkennbar! Die einzelnen Kanälchenarten sind nach Abb. 70 zu unterscheiden.

Die Harnwege

Die Harnwege haben alle ein gemeinsames Merkmal: das Übergangsepithel. Es ist bereits im 1. Teil beschrieben worden. Durch seine Erkennung kann man die sichere Aussage machen, daß es sich um ein Organ der harnableitenden Wege handelt, z.B.:

Nierenbecken (und -kelche)
Harnleiter (Ureter)
Harnblase (Vesica urinaria)
Harnröhre (Urethra)

Das Nierenbecken

Auch Pelvis renalis genannt, nimmt mit trichterartigen Schläuchen - den NIERENKELCHEN (Calices renales) - den aus den Nierenpapillen tropfenden Harn auf. Die Öffnungen der Sammelrohre heißen Pori uriniferi. Wandbau:

1. Übergangsepithel
2. Bindegewebige Wand mit einigen glatten Muskelzellen.

Der Harnleiter

Verbindungsstück Nierenbecken - Harnblase. Im Querschnitt ein sternförmiges Lumen (gefaltete Schleimhaut !) und ein 4-Schichtenbau. Wegen dieses 4-Schichtenbaues kann man bei flüchtiger Betrachtung des Präparates zunächst an einen Oesophagusschnitt denken ! Darum folgende Schichten merken:

1. Schleimhaut mit Übergangsepithel, darunter lockeres Bindegewebe (Lamina propria)
2. Submukosa
3. Muskelschicht mit innerer Längs-, mittlerer Ring- und äußerer Längsschicht. Also 3-schichtig !
4. Adventitia als bindegewebige Verbindung zur Umgebung.

Erkennungsregeln:

4-Schichtenbau. Wichtig ist das Vorhandensein von drei verschiedenen Muskellagen (Längs-, Ring-, Längsmuskulatur) und auf der Schleimhaut das charakteristische Übergangsepithel !

Die Harnblase

Im Prinzip gleicher Wandbau wie beim Ureter. Die Muskulatur verläuft nicht in genau festgelegten Längs- und Ringzügen, sondern ist etwas durchflochten (Netze). Viele elastische Fasern.

Erkennungsregeln:

Ausschnitt aus einem größeren Organ. Eindeutig ist die Diagnose durch das Übergangsepithel und die durchflochtene dicke Muskulatur. Der Durchmesser der Schleimhaut verhält sich zur Muskulatur wie 1 : 20 !

Die Harnröhre

Die Harnröhre (Urethra) ist bei beiden Geschlechtern in Form und Aufbau verschieden:

a) weibliche Harnröhre

Sie ist vom Blasenausgang (Orificium urethrae internum) am Blasengrund bis zur äußeren Mündung (Orificium urethrae externum) im Vestibulum vaginae 3-5 cm lang und leicht gebogen (wichtig für das Katheterisieren!).

2/3 mit Übergangsepithel
1/3 mit mehrreihigem Zylinderepithel.

Die Schleimhaut bildet Längswülste. Wandung aus Bindegewebe und Muskulatur.

b) männliche Harnröhre

Sie ist wesentlich länger als die weibliche und wird durch Aufnahme der Geschlechtsdrüsen gleichzeitig zum Samenausführungsgang (Harnsamenröhre). Man kennt folgende Abschnitte:

1. Pars intramuralis noch in der Harnblasenwandung.
2. Pars prostatica außen von der Vorsteherdrüse (Prostata) umkleidet. Bis hierhin ist die Harnröhre mit Übergangsepithel ausgekleidet. Die Schleimhaut bildet in der Röhre einen Längswulst, die Crista urethralis, die in der pars prostatica eine Erhebung, den Colliculus seminalis (Samenhügel) ergibt.
3. Pars diaphragmatica oder Harnröhrenenge liegt im Bereich des Durchtritts durch den Beckenboden. Verschlußmöglichkeit durch quergestreifte Beckenbodenmuskeln (Sphincter externus). Mehrreihiges Zylinderepithel.
4. Pars cavernosa, der im Penis liegende Abschnitt.

Vor dem Orificium externum geht das Epithel in ein unverhorntes, mehrschichtiges Plattenepithel über. Im Verlauf der Harnröhre:

Glandulae urethrales	= LITTREsche Drüsen (Schleim) und
Lacunae urethrales	= MORGAGNIsche Buchten, als Einsenkungen der Schleimhaut.

DIE GESCHLECHTSORGANE

Die männlichen Geschlechtsorgane

Bei den männlichen Geschlechtsorganen muß man einteilen in

Samenbildungsorgan	Hoden (Testis, Orchis)
Samenleitende Wege	Nebenhoden (Ductus epididymidis) Samenleiter (Ductus deferens) Harnsamenröhre (Urethra)
Geschlechtsanhangsdrüsen	Vorsteherdrüse (Prostata) Bläschendrüse (Gland. vesiculosa) COWPERsche Drüse (Gland. bulbourethralis)
Kopulationsorgan	männliches Glied (Penis)

Der Hoden

Als Präparat wird häufig ein Querschnitt durch den Hoden vorgelegt. Man erkennt zunächst in der Übersicht (Abb. 73):

Tunika albuginea, die äußere Kapsel aus straffem, dickem Bindegewebe, sie ist außen von einer spiegelglatten Haut - dem EPIORCHIUM - überzogen. Von der Kapsel strahlen in das Innere des Hodens die

Septula testis, Bindegewebswände, die das Hodeninnere in die HODENLÄPPCHEN kammern. Sie strahlen alle auf einen Punkt zu, das

Mediastinum testis. Die Hodenläppchen bestehen jeweils aus 4 langen (bis zu 50 mm) und stark aufgeknäuelten HODENKANÄLCHEN, den

Tubuli contorti oder seminifere. Sie sind der Ort der SPERMIOGENESE (Samenbildung). Zwischen den Tubuli liegt ein Bindegewebe, das

Interstitium testis. Es ist sehr wichtig, weil hierin die LEYDIGschen Zwischenzellen liegen. Diese großen Zellen bilden das TESTOSTERON und gewinnen dadurch Bedeutung für die Ausbildung der sekundären Geschlechtsmerkmale.

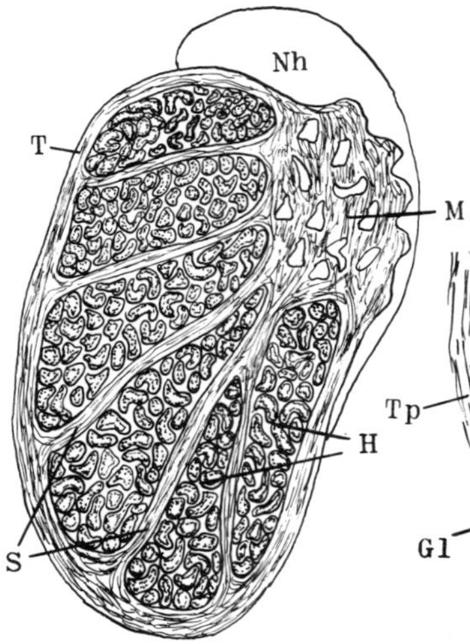

Abb. 73: Schema der Hodengliederung.
T = Tunica albuginea; S = Septula testis; H = Hodenkanälchen (Tubuli contorti); M = Mediastinum testis; Nh = Nebenhoden

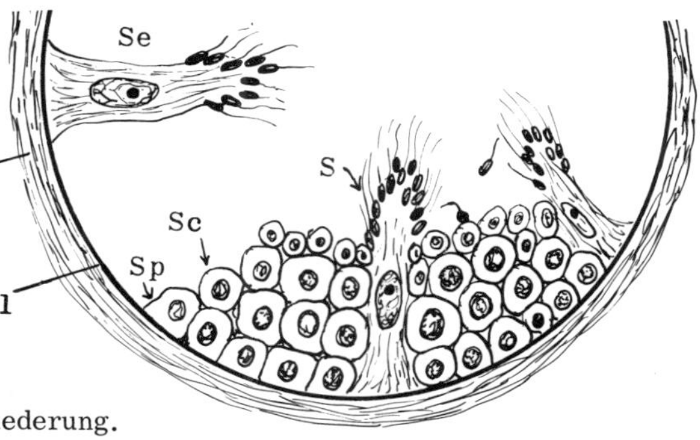

Abb. 74: Schema der Zellen im Tubulus contortus

Se = Sertoli-Zelle; Sp = Spermiogonien; Sc = Spermiocyten; S = Spermien; Tp = Tunica propria Gl = Glashaut.

DIE TUBULI CONTORTI

Es sind blind beginnende Schläuche, von denen man wegen der Aufknäuelung verschiedene Schnitte sieht. Die Gesamtlänge der etwa 400-500 Hodenkanälchen beträgt ca. 300 m! Jeder Tubulus hat folgenden Wandaufbau (Abb. 74):

I. Tunika propria (Basalmembran)
   a) äußere Bindegewebslage mit vielen Kollagenfasern
   b) innere Schicht aus Grundsubstanz mit Reticulinfasern. Diese Schicht wird GLASHAUT genannt. Im Greisenhoden ist sie sehr stark verdickt. Man nimmt an, daß ihre Dicke Einfluß auf die Ernährung des Keimepithels hat.

II. Keimepithel
   Es liegt in 3 bis 10 Zellagen auf der Tunika propria. Der Funktion nach enthält es zwei verschiedene Zellgruppen:
   a) Ernährungs- oder Ammenzellen (SERTOLI-Zellen)
   b) Zellen der Spermiogenese in verschiedenen Entwicklungsstadien.

a) Die SERTOLI-Zellen

Sie sitzen mit einem füßchenartigen Fortsatz auf der Glashaut und strecken ihren Zelleib zum Lumen des Tubulus contortus hin. Der Zelleib ist in den üblichen Präparaten nicht mit Sicherheit zu erkennen, deshalb muß man sich nach den Kernen richten: sehr helle, längliche Kerne mit einem dunklen, auffallenden Nucleolus. Die heranreifenden Spermien setzen sich an den SERTOLI-Zellen an, formen sich hier zu den befruchtungsfähigen Spermien um und werden anscheinend während dieser Zeit von ihnen ernährt (Ammenzellen). Deshalb kann man die Lage einer SERTOLI-Zelle auch aus einer Häufung von Spermien an einer Stelle erschließen (siehe Abb. 74).

b) Zellen der Spermiogenese

Unter SPERMIOGENESE versteht man alle Stufen der Heranbildung befruchtungsfähiger männlicher Keimzellen (SPERMIEN). Auf einem Querschnitt durch einen funktionierenden Hoden findet man nahezu alle Stufen dieser Spermiogenese:

1. Spermiogonien (oder Spermatogonien)
   Sie liegen direkt an der Tunika albuginea. Es sind die Stammzellen der männlichen Fortpflanzungszellen (ca 1.000 Mill!)

2. Spermiocyten (oder Spermatocyten) I. Ordnung.
   Sie entstehen durch Wachstum aus den Spermiogonien.

3. Spermiocyten (oder Spermatocyten) II. Ordnung.
   auch Präspermiden genannt. Sie entstehen aus den Spermiocyten I. Ordnung durch mitotische Teilung.

4. Spermiden (oder Spermatiden)
   Unreife Samenzellen, die nach mitotischer Teilung aus der

Spermiocyte II. Ordnung entstehen. Die Umformung von einer rundlichen Zelle zur typischen Form eines Spermiums (siehe unten) heißt Spermiohistogenese. Aus 1 Spermiocyte I. Ordnung entstehen immer 4 Spermiden, die sich dann zu SPERMIEN differenzieren.

Beachte: Bei der Histologie des Hodens wird fast immer (!) nach der Entwicklungsgeschichte der einzelnen Zellen gefragt. Es empfiehlt sich deshalb in einem Lehrbuch oder einfacher im AUXILIUM-Repetitorium der Entwicklungsgeschichte das Kapitel „Entwicklung der Spermien" selektiv zu lernen!

BAU EINES SPERMIUMS

Zur Erläuterung dient Abb. 75. Die Kenntnisse über den Feinbau haben sich durch die elektronenoptischen Befunde gegenüber den alten lichtmikroskopischen Befunden erheblich gewandelt. Folgende Teile sind zu unterscheiden:

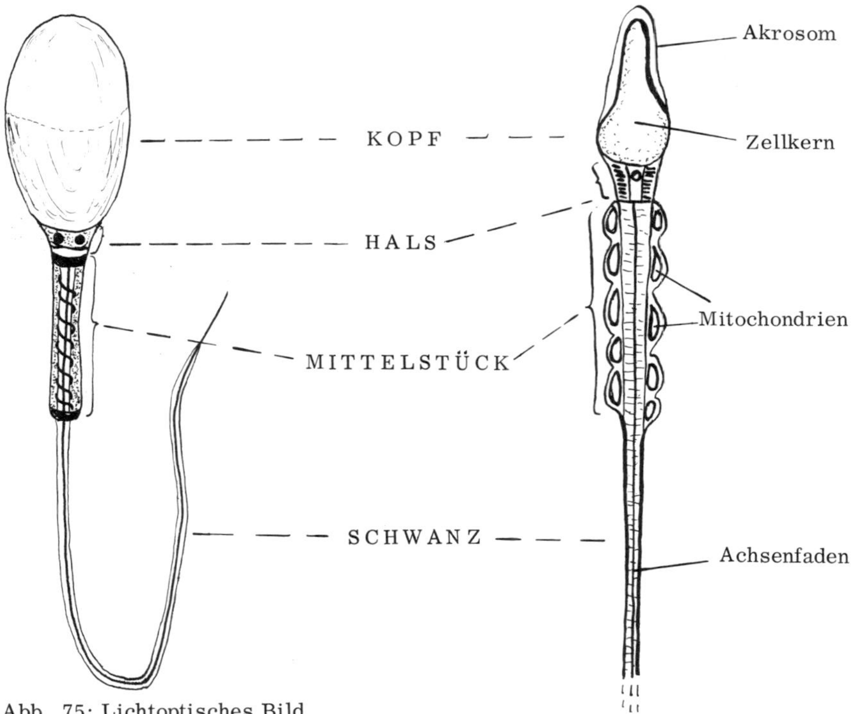

Abb. 75: Lichtoptisches Bild eines Spermiums

Abb. 76: Schema der elektronenoptischen Befunde eines Spermiums

A. Der Kopf:

Im Lichtmikroskop oval. Enthält die Kernsubstanzen und ist nach der Chromosomenanzahl haploid! Elektronenmikroskopisch wurde der Kopf als ein umgeformter Zellkern bestätigt. Sein oberer Anteil wird von einer kappenartigen Haube - dem Akrosom - überzogen. Es ist der umgeformte GOLGI-Apparat, der dem Spermium das Eindringen in die Eizelle erleichtert.

B. Der Hals:

Er ist durch die Kopfscheibe mit dem Kopf verbunden und enthält im Inneren das Centriol (oder Zentrosom). An dieser Stelle kann der Kopf zu den folgenden Teilen abgeknickt werden.

C. Das Mittelstück:

Früher als Verbindungsstück bezeichnet! Es ist mit einer Querscheibe vom Hals getrennt. Lichtoptisch scheinen die Mitochondrien in diesem Abschnitt zu liegen (in Form eines Spiralfadens). Durch ein zweites Centriol wird der Schlußring zum anschließenden Schwanzfaden gebildet. Elektronenoptisch bilden die Mitochondrien eine dicht gepackte Kette um das Zentrum des Mittelstücks. Das Mittelstück ist das energieliefernde Bewegungszentrum (kinetisches Zentrum) des Spermiums.

Im Mittelstück beginnt der sog. Achsenfaden, der bis in den Schwanz reicht. Er entspricht dem Grundaufbau aller Fibrillen und Geißeln (siehe 1. Teil!) und folgt der 9 + 2 -Regel: Zwei Zentralfibrillen durchziehen den ganzen Achsenfaden. Sie sind von 9 Doppelfibrillen umgeben (siehe Abb. 76 den Querschnitt). Die Doppelfibrillen scheinen kontraktil zu sein und die Geißelbewegung zu leisten.

D. Der Schwanz:

Im Schwanz liegen nur die Fibrillen, von einem Cytoplasmamantel umhüllt, dem nach außen das eigentliche Plasmalemm anliegt.

Die Gesamtlänge eines Spermiums beträgt etwa 50 - 60 μ.

DAS HODENZWISCHENGEWEBE

Dem Hodenzwischengewebe kommt eine wichtige Aufgabe zu. Es liegt in den Zwischenräumen zwischen den Tubuli und besteht aus

a) unspezifischem Bindegewebe (mit Gefäßen und Nerven),
b) den LEYDIGschen Zellen (HODENZWISCHENZELLEN).

Die Leydigschen Zellen bilden das für die Ausbildung der typisch männlichen sekundären Geschlechtsmerkmale (wie Bartwuchs, Schambehaarung, tiefe Stimme usw.) wichtige TESTOSTERON. Große Zellen mit einem am Rande liegenden Kern. Manchmal sind paraplasmatische Substanzen nachweisbar: Eiweißkristalle (REINKEsche Kristalle), Glykogen, Vitamin C, Pigmente.

Merke:

Tunika albuginea mit Epiorchium.

Bindegewebsstränge (Septula testis) teilen den Hoden in Läppchen.

In den Läppchen: Tubuli contorti und Hodenzwischengewebe (Interstitium).

Tubuli contorti: Wand aus Bindegewebe und Glashaut. SERTOLI-Zellen (Ernährungszellen) und Keimepithel.

Spermiogenese: Spermiogonien - Spermiocyten I. Ordnung - Präspermiden (Spermiocyten II. Ordnung) - Spermiden - Spermien.

Spermium: Kopf (Kernsubstanzen, haploid), Hals, Mittelstück Schwanz.

LEYDIGsche Zellen im Zwischengewebe, bilden Testosteron.

Erkennungsregeln:

Meist Schnitte durch einen ganzen Hoden. Tunika albuginea deutlich erkennbar. Bei Übersichtsvergrößerung fallen rundliche Gebilde (Tubuli) mit körnigem Inhalt (Zellkerne!) auf. Bei stärkerer Vergrößerung Erkennen von verschiedenartigen Zellen und -größen, wobei zum Lumen des Tubulus hin die Spermien liegen. Spermien meist nur als dunkle Kerne zu sehen !

Greisenhoden: Nur wenige Zellen, dafür sehr starke Glashaut!

DIE ABLEITENDEN SAMENWEGE

Die Spermien verlassen nach Ausreifung durch Wachstumsdruck geschoben (neue Zellen drängen nach!), die Hodenkanälchen:

Tubuli recti = letztes, gerades Stück der Hodenkanälchen.
Rete testis = Gangsystem im Mediastinum testis.
Nebenhoden

Der Nebenhoden

Der Nebenhoden wird in drei Abschnitte gegliedert:

Kopf (Caput) - Körper (Corpus) - Schwanz (Cauda)

Nebenhodenkopf: Er enthält die DUCTULI EFFERENTES (10-15 Stück). Das sind gewundene Sammelgänge, die vom Rete testis zum Nebenhodenkörper ziehen. Sie besitzen ein eigenartiges Epithel (Abb. 77): Hohes, mehrreihiges Flimmerepithel neben Buchten aus kubischen, sezernierenden Zellen. Die Flimmern schlagen in Richtung des Rete testis; trotzdem können die Spermien hierher gelangen, weil sie positiv rheotaktisch eingestellt sind, d.h. sie können einem Flüssigkeitsstrom entgegenschwimmen!

Nebenhodenkörper: Enthält den gewundenen DUCTUS EPIDIDYMIDIS als Sammelgang aller Ductuli efferentes. Erkennbar an einem zweireihigen Zylinderepithel, das mit STEREOCILIEN ausgestattet ist. Die Stereocilien sind unbewegliche Fortsätze (nicht mit Flimmerhärchen verwechseln!) der Zelloberfläche und scheinen der Sekretion zu dienen.

Unterscheidung gegenüber den Ductuli efferentes:
Die Lichtung des Ganges ist immer gleichmäßig rundlich,
bei den Ductuli efferentes dagegen gebuchtet (Abb. 77).

Die Wand der Gänge enthält einzelne glatte Muskelfasern zur Fortbewegung des Inhaltes (Spermien und Sekret). Die Aufgabe des Nebenhodens ist die Speicherung der reifen Spermien für den Augenblick der Ejakulation (Samenausstoßung). Man findet daher auf Schnitten im Lumen des Ganges immer kleine dunkle Pünktchen, die den Spermienköpfen entsprechen.

Nebenhodenschwanz: Er ist der Hauptort der Spermienspeicherung. Geht allmählich über in den Samenleiter = Ductus deferens. Die Sekrete des Nebenhodens haben einen leicht sauren pH-Wert (6,5-6,6), bei dem die Spermien unbeweglich sind (sog. Säurestarre). Die Aufhebung der Starre erfolgt durch das alkalische Prostatasekret (siehe später).

Merke:
Nebenhoden: Kopf-Körper-Schwanz.
Im Kopf Ductuli efferentes mit gebuchtetem Flimmerepithel.
Körper und Schwanz: Mehrreihiges Zylinderepithel mit Stereocilien (unbeweglich). Saures Sekret bedingt Säurestarre der Spermien.

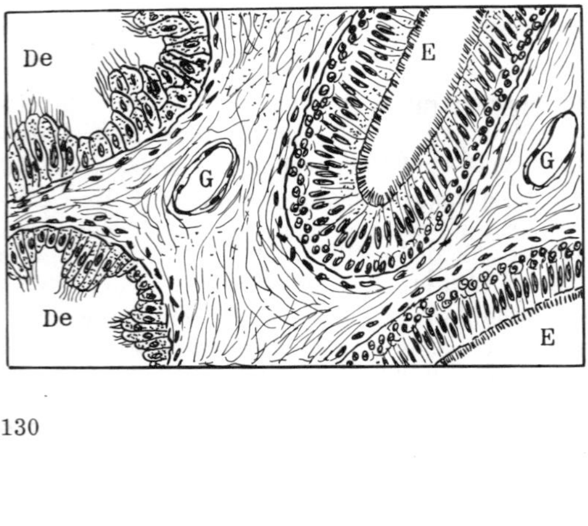

Abb. 77: Schema eines Nebenhodenschnittes

Auf dem Schnitt sind die Ductuli efferentes des Nebenhodenkopfes (De) mit dem gebuchteten Epithel erkennbar. Daneben Schnitte des Ductus epididymidis (E) mit Stereocilien auf dem mehrreihigen Epithel. G = Gefäße

Erkennungsregeln:

Rundliche Querschnitte mit hohem Epithel. Wenn Epithel gebuchtet erscheint = Ductulus efferens. Bei mehrreihigem Zylinderepithel und gleichmäßiger Begrenzung des Lumens = Ductus epididymidis.

Der Samenleiter

oder Ductus deferens ist die Fortsetzung des Nebenhodenganges. Das Epithel ist ähnlich. Auffallend starke Muskelschicht (innere Längs-, mittlere Ring-, äußere Längsmuskulatur) in Schraubenwindungen. Er läuft durch den Leistenkanal innerhalb des Samenstranges (Funiculus spermaticus) mit einer Gesamtlänge von 50 cm! Kurz vor der Prostata ist er bauchig aufgeweitet (Ampulla ductus deferentis): Mit einem engen Kanälchen (Ductus ejaculatorius oder Spritzkanälchen) durchsetzt er die Prostata und mündet auf dem SAMENHÜGEL (Colliculus seminalis) innerhalb der Urethra.

Hinter der Ampulle besitzt der Samenleiter eine Genitalanhangsdrüse, die BLÄSCHENDRÜSE (Glandula vesiculosa), deren zähes Sekret die Beweglichkeit der Spermien anregt. Diese Drüse ist vom männlichen Sexualhormon abhängig.

Die Prostata

Die Prostata oder Vorsteherdrüse umgreift die männliche Harnröhre (pars prostatica) und wird von den Ductus ejaculatorii durchsetzt. Sie ist die wichtigste Genitalanhangsdrüse, weil ihr Sekret für die Beweglichkeit der Spermien Bedeutung hat. Der pH-Wert des Sekretes ist leicht alkalisch und weckt die Spermien aus der Säurestarre. Das Sekret hat einen eigenartigen Geruch und macht die Hauptmasse des Ejakulates aus.

Die Drüse besteht aus einer derben Bindegewebskapsel, in deren Innerem etwa 40-50 tubulo-alveoläre Drüsen liegen. Sie münden im Bereich des Colliculus seminalis in die Harnröhre. Zwischen den Drüsen liegt wenig Bindegewebe, aber sehr viele glatte Muskelzellen. Bei Bedarf kann hiermit das Sekret kurzfristig ausgestoßen werden.

Das Epithel besteht aus sehr hellen Zellen, die zum Teil haufenartig geschichtet sind (Querschnitte von Epithelleisten). Gelegentlich liegen in der Drüsenlichtung die PROSTATASTEINE. Das sind Körperchen mit konzentrischen Schichtungen, die aus dem Sekret entstanden sind und manchmal verkalken können. Wenn sie im histologischen Präparat gefunden werden, ist die Diagnose hieran sofort mit Sicherheit zu stellen!

Erkennungsregeln:

Hochzylindrisches bis kubisches Epithel (wechselnd) mit sehr hellem Zelleib und Kernen an der Zellbasis. Zwischen den Drüsen liegen glatte Muskelzellen, kaum Bindegewebe! Prostatasteine nur in wenigen Präparaten nachweisbar; aber wenn vorhanden, gut als Erkennungsmerkmal verwendbar. Weites Drüsenlumen.

DIE COWPERsche DRÜSE

oder Glandula bulbourethralis liegt mit zwei erbsgroßen Drüsen am Ende des Schwellkörpers und erreicht über einen Ausführungsgang die Urethra. Das alkalische Sekret dient der Neutralisation des Vaginalsekretes und macht die Harnröhre bereits vor der Ejakulation schlüpfrig.

Die weiblichen Geschlechtsorgane

Der funktionellen Aufgabe nach lassen sich die weiblichen Geschlechtsorgane unterteilen in:

Eibildendes Organ	= Eierstock oder Ovar
Eileitendes Organ	= Eileiter (Tuba uterina)
Fruchthalter	= Gebärmutter (Uterus)
Kopulationsorgan	= Scheide (Vagina)

Das Ovar

Das etwa pflaumengroße Organ hat drei Bauanteile, die von außen nach innen genannt werden:

A. DIE RINDE

Es ist eine dicht strukturierte äußere Schicht des Organs; sie enthält

a) Das „KEIMEPITHEL"

Dieser äußere Überzug ist lediglich ein besonderes umgestaltetes kubisches bis plattes Peritonealepithel! (Früher hielt man dieses Epithel für den Ausgangspunkt der Keimzellbildung).

b) Die Tunica albuginea

Eine unmittelbar unter dem Keimepithel liegende derbe Bindegewebsschicht, von der Ausläufer in das Innere des Ovars ziehen.

c) die FOLLIKEL

Die Follikel (siehe unten) enthalten die Eizellen und finden sich in der Rindenschicht des Ovars.

B. DAS MARK

Das Innere des Ovars ist das Mark (= Zona vascularis) und wird von spindelförmigen Bindegewebszellen, Lymphgefäßen und Blutgefäßen gebildet. Keine Follikel!

Alle Bindegewebszellen des Ovars bilden das S t r o m a   o v a r i i ; es erstreckt sich vom Mark bis in die Tunica albuginea.

Die reife Eizelle

Die menschliche Eizelle - das OVUM - ist mit 0,2 mm Durchmesser die größte menschliche Zelle überhaupt. (Die größte Eizelle, nicht Ei, haben die Kloakentiere = Monotremen mit 4 mm). Man kann an einer Eizelle folgende Strukturen unterscheiden (Abb. 78):

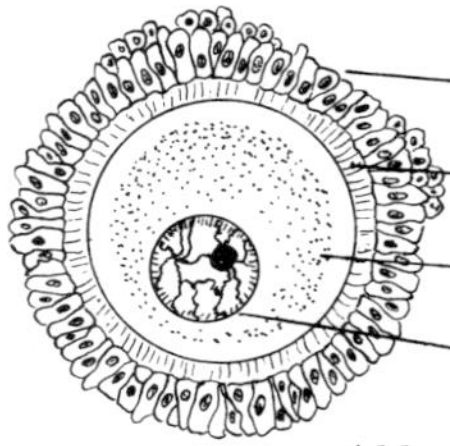

Abb. 78: Menschliche Eizelle

1. Zellkern (Nucleus)
   früher Keimbläschen (Vesicula germinativa) genannt, mit einem deutlichen Nucleolus (früher Macula germinativa).

2. Cytoplasma
   hier Ooplasma genannt. Es besitzt eine Zellmembran = Plasmalemm mit Mikrovilli (die in die Zona pellucida reichen). Unter dem Plasmalemm zeigt das Ooplasma zwei Gebiete:
   a) den hellen Rand aus Hyaloplasma mit Mitochondrien
   b) das trübe Zentrum mit zahlreichen Dotterkörnchen.
   Der DOTTER (= Deuteroplasma) gehört zu den sog. paraplasmatischen Substanzen (siehe Histologie, 1. Teil) und besteht aus zahlreichen Körnchen oder Schollen mit Eiweiß, Kohlehydraten, Fetten, Lipoiden (Lecithin) und Carotinoiden (ergeben gelbliche Färbung). Dieser Dotter ist der Anfangsnährstoff für den sich entwickelnden Embryo.

3. Zona pellucida
   oder Oolemma = eine feine, glasklare Hülle, durchsetzt von feinsten Kanälchen, die dem Oolemm eine Radiärstreifung geben. Durch diese Kanälchen ziehen feine Cytoplasmafortsätze der außen aufsitzenden Ernährungszellen (Corona radiata) hindurch, um Nährstoffe von außen an die Eizelle heranzuführen.

4. Corona radiata
   oder Strahlenkranz. Es sind zahlreiche Ernährungszellen, die der Zona pellucida außen aufsitzen. Man findet sie regelmäßig bei reifen Eizellen, obwohl sie nicht direkt zur Eizelle gehören, sondern sich vom Stroma des Ovars ab-

leiten.

Die Entwicklung der Eizellen ist die OOGENESE. Sie durchläuft folgende Stufen (Übersicht):

1. Oogonien

   Sog. UREIER, die sich bereits beim ungeborenen Mädchen im Ovar befinden. Durch fortlaufende Teilung (Vermehrungsperiode) entstehen in beiden Ovarien etwa 400.000 Oogonien.

2. Oocyten I. Ordnung

   Nach der Geburt endet die Vermehrungsperiode und die Oogonien wachsen zu den Oocyten I. Ordnung heran (1. Wachstumsperiode). Anschließend verharren die Oocyten für einige Zeit in einem Ruhezustand (1. Ruheperiode).

   Von der Pubertät bis zum Klimakterium (Ende der Fortpflanzungsfähigkeit) treten immer nur einzelne Oocyten in die 2. Wachstumsperiode und vergrößern sich durch Einlagerung von Dotter. Anschließend wird eine verschieden lange 2. Ruheperiode eingehalten.

3. Oocyte II. Ordnung

   Aus noch nicht bekannter Ursache tritt eine der Oocyten I. Ordnung in die Reifeteilungen ein. Dabei wird aus 1 Oocyte I. Ordnung durch die

      Reduktionsteilung (1. Reifeteilung): 1 Oocyte II. Ordnung und 1 Polzelle.

   Die Polzelle ist sehr klein und enthält einen Teilsatz der Chromosomen (siehe AUXILIUM-Entwicklungsgeschichte). In dieser Stufe wird auch schon die 2. Reifeteilung vorbereitet, aber nicht ausgeführt.

4. Ovum (Reifei)

   Im Augenblick der Befruchtung erfolgt bei der Oocyte II. Ordnung die

      Äquationsteilung (2. Reifeteilung): 1 Ovum + 1 Polzelle.

   Die Polzelle der 1. Reifeteilung teilt sich ebenfalls, so daß aus 1 Oocyte I. Ordnung zum Schluß 1 Ovum und 3 Polzellen entstanden sind.

Merke die Reihenfolge der 7 Perioden:

1) Vermehrungsperiode
2) 1. Wachstumsperiode
3) 1. Ruheperiode
4) 2. Wachstumsperiode

5) 2. Ruheperiode
6) 1. Reifeteilung (Reduktion)
7) 2. Reifeteilung (Äquation)

Für die Eizelle muß man sich die Reihenfolge merken:

1. Oogonie
2. Oocyte I. Ordnung
3. Oocyte II. Ordnung + Polzelle
4. Ovum + 3 Polzellen

Die Follikelbildung

Die Eizellen werden von dem Grundgewebe des Ovarium (= Stroma ovarii) mit besonderen Hüllzellen = Follikelepithel umgeben. Eizellen mit Follikelepithel bilden das Eibläschen = FOLLIKEL.

Am Ende der Vermehrungsperiode sind alle Oogonien von einem platten Epithel umgeben = Primärfollikel (Abb. 79) oder Primordialfollikel.

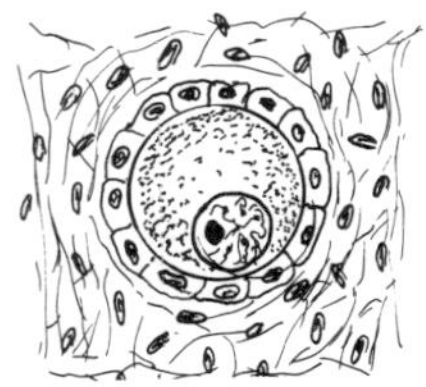

Abb. 79: Primärfollikel

DER PRIMÄRFOLLIKEL:

Eizelle mit plattem Epithel; zunächst nur Oogonien, die sich aber bis zur Pubertät in Oocyten I. Ordnung umgewandelt haben.

Wenn die Oocyte I. Ordnung in die 2. Wachstumsperiode eintritt, verändert sich auch das Follikelepithel und es entsteht

DER SEKUNDÄRFOLLIKEL (Wachsender Follikel) Abb. 80

mit 1. Oocyte I. Ordnung
2. Kubisches bis mehrschichtiges Follikelepithel, als Membrana granulosa bezeichnet. Es scheidet die Zona pellucida (Oolemm) aus.
3. Theca folliculi
Das Stroma des Ovars verdichtet sich rings um den Follikel zu einer Bindegewebshülle.

DER TERTIÄRFOLLIKEL

oder De GRAAFscher Follikel

mit 1. Oocyte I. Ordnung, umgeben von der Zona pellucida und Corona radiata, ragt in die Follikelhöhle als Eihügel = Cumulus oophorus (oder Cumulus oviger) vor.
2. Follikelhöhle, ausgefüllt durch den Liquor folliculi.
3. Follikelwand aus

a) der inneren Membrana granulosa
b) der theca folliculi interna (Hormone: Oestrogene)
c) der theca folliculi externa

Die Tertiärfollikel wachsen nur bis zu etwa 5-6 mm Größe heran und verharren dann einige Zeit auf dieser Stufe (2. Ruheperiode der Eizelle!). In etwa 28-tägigem Abstand wächst einer der Tertiärfollikel zu einem

sprungreifen Tertiärfollikel
heran. Er unterscheidet sich vom einfachen Tertiärfollikel durch
1. 1,5-2 cm Größe, viel Liquor folliculi
2. Oocyte II. Ordnung mit Polzelle.
sonst alle oben genannten Anteile.

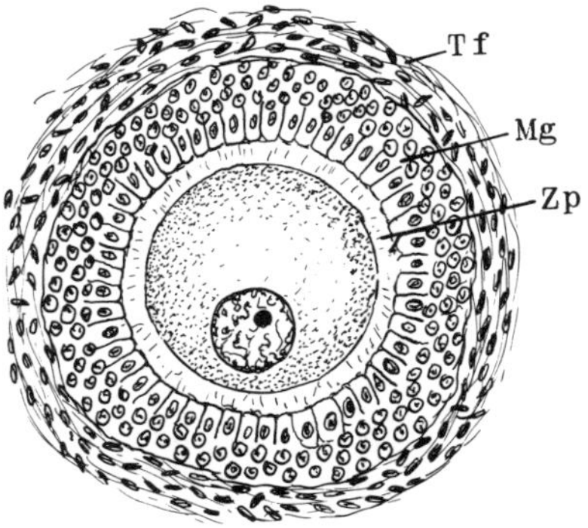

Abb. 80: Sekundärfollikel

Zp = Zona pellucida; Mg = Membran granulosa; Tf = Theca folliculi.

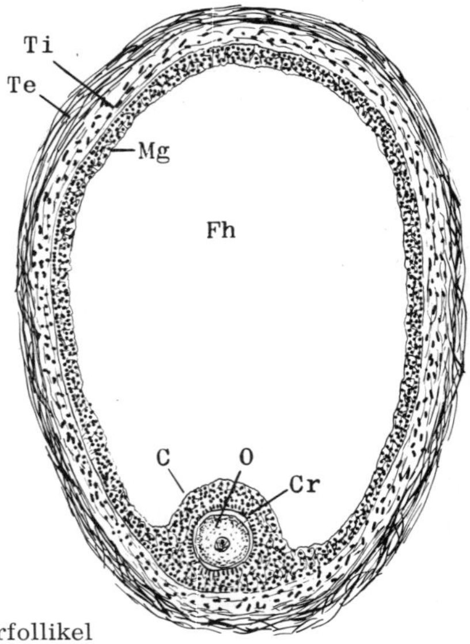

Abb. 81: Tertiärfollikel

C = Cumulus oophorus mit Corona radiata(Cr) und Oocyte (o); Ti = Theca interna; Te = Theca externa; Mg= Membrana granulosa; Fh = Follikelhöhle.

Die Bildung der Oocyte II. Ordnung (1. Reifeteilung) findet kurz vor dem Follikelsprung statt, die 2. Reifeteilung wird sofort nach der Ovulation begonnen, aber bis zur Befruchtung ausgesetzt.

Die Ovulation

Der sprungreife Follikel wölbt durch seine Größe die Oberfläche des Ovars an einer Stelle vor und überdehnt dabei die Außenhülle (Tunika albuginea des Ovars). Diese Stelle wird durch Druckeinwirkung in ihrem Gewebsstoffwechsel so gestört, daß sie dem Innendruck schließlich nachgibt und einreißt = Ruptur oder FOLLIKELSPRUNG. Auslösend kann hierbei eine vorübergehende starke Durchblutung des Ovars (Hyperämie) wirken. Der ausfließende Liquor folliculi schwemmt die Eizelle mit ihrer Corona radiata aus der Follikelhöhle = OVULATION. Von den Fimbrien der Eileiter wird in den allermeisten Fällen das Ei sofort aufgefangen und durch Flimmerzellen weitertransportiert.

Merke:

> Der Follikelsprung ist der einzige Fall einer physiologischen d.h. unter nicht krankhaften Bedingungen stattfindenden G e - w e b s z e r r e i ß u n g.

Was geschieht mit dem Follikelgewebe?

a) das C o r p u s r u b r u m (Roter Körper)
   Beim Follikelsprung blutet es aus den feinen ovariellen Blutgefäßen in die zusammengefallene Follikelhöhle. Das Blut gerinnt wegen seines Fibrinogengehaltes und verschließt die Wunde. Beim Menschen ist die Blutung nur gering.

b) das C o r p u s l u t e u m (Gelbkörper)
   Die Zellen der Membrana granulosa wachsen auf doppelte bis dreifache Größe (Granulosaluteinzellen) und füllen damit die Follikelhöhle. Auch die Zellen der Theca interna wachsen (Thecaluteinzellen). Durch einsprossende Blutgefäße werden diese Zellen versorgt. Sie alle zusammen bilden das Organ GELBKÖRPER.

   Der Gelbkörper (Granulosazelldrüse) produziert Hormon PROGESTERON.

   Gelb sind die Zellen, weil sie vom 10. Tage ab das LUTEIN - ein Carotinfarbstoff - speichern.

   I. das Corpus luteum menstruationis:
      Es wird nur bis zu 1-1,5 cm groß und bildet sich bereits nach 14 Tagen zurück, wenn keine Befruchtung erfolgt.

   II. das Corpus luteum graviditatis:
      Es geht aus dem normalen Corpus luteum hervor, sofern die Eizelle befruchtet wurde, und wächst bis zu 3 cm Größe. Blütedauer bis zum 4. Schwangerschaftsmonat.

c) das C o r p u s f i b r o s u m (Bindegewebskörper)
   In den meisten Fällen wird die Eizelle nicht befruchtet und das Corpus luteum wird durch Bindegewebe ersetzt, meist um den 14. Tag nach Ovulation beginnend.

d) Das **Corpus albicans** (Weißer Körper)

Das zunächst gefäßreiche Corpus fibrosum schrumpft zu einer weißen Narbe. Auch sie ist nach etwa 8 Wochen verschwunden. Nur die Corpora albicantia, die aus einem großen Schwangerschaftsgelbkörper hervorgehen, lassen sich noch nach Jahren nachweisen.

DIE FOLLIKELATRESIE

Während der Geschlechtsreife einer Frau (etwa 14. bis 45. Jahr) kommt im Durchschnitt alle 28 Tage ein Follikel zum Sprung. Das sind jährlich etwa 13, während der Geschlechtsreife etwa 420. Von den ursprünglichen 400.000 Zellen ist demnach die überwiegende Zahl rückgebildet worden = **Follikelatresie**. Grundsätzlich kann die Rückbildung auf jeder Stufe der Entwicklung erfolgen. Reste der atretischen Follikel bleiben einige Zeit als **Corpora atretica** nachweisbar. Der Sinn der überzähligen Follikel scheint nur in der Hormonbildung zu liegen.

Merke:

Rinde: Keimepithel, Tunika albuginea, Follikel, Stroma ovarii - Mark.

Primärfollikel, Sekundärfollikel, Tertiär- oder GRAAFscher Follikel.

Tertiärfollikel: Kapselartiges Bindegewebe als Theca folliculi interna et externa, darunter Membrana granulosa. An einer Stelle der Cumulus oophorus mit der Eizelle. Eizelle bis 0,2 mm groß, mit einer Außenschicht = Zona pellucida und Corona radiata. Follikelhöhle mit Liquor folliculi.

Ovulation um den 14. Tag, Ausschwemmen der Eizelle.

Follikelhöhle wird zu Corpus rubrum - Corpus luteum (Gelbkörper) - Corpus albicans.

Bildung der Eizellen: Ureier (Oogonien) - Oocyten I. Ordnung - Oocyten II. Ordnung - Ei (Ovum).

Erkennungsregeln:

Diagnose leicht. Schnitt durch ein rundliches bis ovales Gebilde. Große Hohlräume verschiedener Größe. Bei stärkerer Vergrößerung die Randpartien des Präparates einstellen: Es lassen sich regelmäßig Primär- oder Sekundärfollikel finden. Betrachten des Randes der großen Hohlräume: eine mehrschichtige Zelllage aus großen rundlichen Zellen (Membrana granulosa). Die Eizellen der Tertiärfollikel sind nicht immer vorhanden, weil die Schnittebene nicht immer einen Cumulus oophorus trifft !

Die Tube

Die Tube (Tuba uterina) oder Eileiter ist der Ort der Eibefruchtung (im ampullären Teil) und dient der Beförderung des Eies in den Uterus. Makroskopisch erkennt man folgende Abschnitte:

Infundibulum: Eine Trichteröffnung mit Fransen (Fimbriae), die sich an das Ovar anlegen und das Ei beim Follikelsprung auffangen. Trichteröffnung = Ostium abdominale tubae.

Ampulla: Eine bauchige Erweiterung des Tubenschlauches. Ort der Eibefruchtung.

Isthmus: Enger Abschnitt kurz vor dem Uterus.

Pars interstitialis oder intramuralis: liegt bereits in der Uteruswand und mündet über das Ostium uterinum in die Uterushöhle.

Die Wandschichten sind:

1. Schleimhaut: Zylinderepithel, manchmal mit Flimmern, z.T. Drüsenzellen. Zur Zeit des Gelbkörpers sezernieren diese Zellen einen Schleim. Die Schleimhaut bildet sehr verzweigte Längsfalten. Flimmerstrom zur Gebärmutter gerichtet.
2. Muskelschicht: glatte Muskulatur, schraubenartig, erscheint als innere Ring- und äußere Längsschicht.
3. Serosa: Peritonealepithel.

Erkennungsregeln:
Kreisrunde Muskulatur. Das Lumen wird von wirr verzweigten Falten ausgefüllt. Die Schleimhaut trägt Zylinderepithel, z.T. mit Flimmern.

Der Uterus

Die Gebärmutter (Uterus) ist der Brutraum für das Ei und den sich daraus entwickelnden Embryo, außerdem motorischer Apparat für die Austreibung des Kindes unter der Geburt. Man kann folgende Abschnitte trennen:

Corpus uteri: den Gebärmutterkörper, etwa birnenförmig, aber nach vorn und hinten abgeflacht. Der breite Endabschnitt heißt Fundus uteri. Im Inneren liegt ein schmaler Hohlraum, das Cavum uteri.

Isthmus uteri: schmales Zwischenstück.

Cervix uteri: Der Gebärmutterhals; das letzte 1/3 des Organs. Er reicht in die Scheide als Portio vaginalis. Im Inneren läuft als Fortsetzung des

Cavum uteri der Cervikalkanal. Er hat eine enge Stelle (Isthmus) und mündet auf der Portio als Orificium externum (äußerer Muttermund). Der innere Muttermund (Orificium internum) ist der nicht genau festgelegte Übergang in die Uterushöhle.

Die mikroskopische Betrachtung eines Schnittes der Corpuswandung ergibt folgenden Aufbau:

1. Endometrium:	Uterusschleimhaut
2. Myometrium:	Uterusmuskulatur
3. Perimetrium:	Serosaüberzug

Das PARAMETRIUM findet sich nur an den Uterusseiten und ist ein Sammelname für das dortige Bindegewebe mit seinen Gefäßen und Nerven.

DAS ENDOMETRIUM

Die Uterusschleimhaut besitzt folgende 3 Elemente:

1. Das Epithel
   Es bedeckt die Schleimhautoberfläche und ist zylindrisch. Stellenweise kann es Flimmerbesatz tragen. An der Portio vaginalis geht das Zylinderepithel in das mehrschichtige Plattenepithel der Scheide über. Diese Grenzlinie wechselt sehr.

2. Die Uterindrüsen (Glandulae uterinae)
   sind Epithelschläuche, die sich vom Oberflächenepithel in die Tiefe senken. Im Bereich der Cervix heißen die Drüsen Cervikaldrüsen und produzieren dort einen zähflüssigen Schleim, der als „Cervikalpfropf" (KRISTELLERscher Pfropf) den äußeren Muttermund gegen Bakterieneinwanderung schützt.

3. Die Lamina propria (Tunica propria)
   Es ist die bei allen Schleimhäuten unter dem Epithel liegende Bindegewebsschicht, die außerdem das Gerüst für die Uterindrüsen liefert. Retikuläres Bindegewebe.

Nach der Funktion der Schleimhaut kann man zwei Anteile trennen:

a) die FUNKTIONALIS (Zona functionalis)
   obere Schleimhautschicht; ihre obere Zellage ist dicht (= Compacta), die untere locker (= Spongiosa); wird unter Blutung abgestoßen und jedesmal neu aufgebaut.

b) die BASALIS (Zona basalis)
   eine Grundschicht, die auf der Uterusmuskulatur sitzt und jedesmal die Funktionalis nachbildet. Die Basalis führt die sogenannten Basalarterien, von denen geschlängelte Arterien = Spiralarterien in die Funktionalis einwachsen.

Alle Veränderungen am Endometrium werden durch die ovariellen Hormone gesteuert (28 tägiger Zyklus) und verlaufen in 4 Phasen als Menstruationszyklus:

1. Desquamationsphase 1.-2. Tag

Nach dem 28. Tag. Dauer 1-2 Tage. Die Funktionalis wird unter Blutung abgestoßen = Menstruationsblutung.

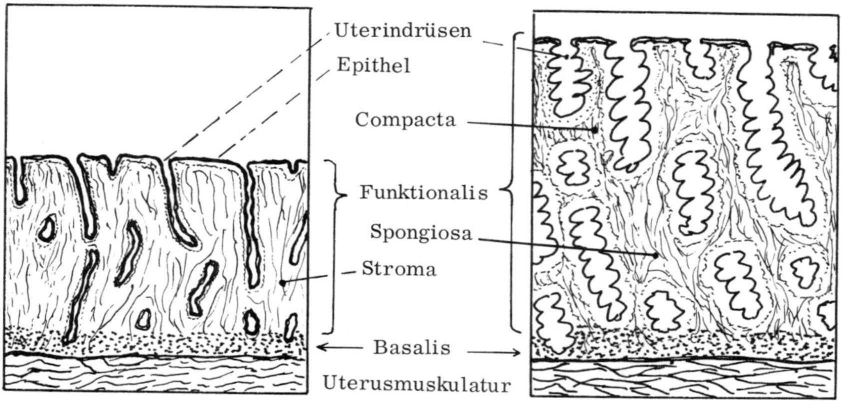

Abb. 82: Endometrium während der Proliferationsphase

Abb. 83: Endometrium während der Sekretionsphase

Vorgang: (Nur für Fleißige!)

1. Hormonabfall führt zur Kapillarschädigung der Schleimhaut mit Schrumpfung des Bindegewebes.
2. Die Schrumpfung komprimiert (mechanisch!) die Spiralarterien und führt zum Blutmangel (Ischämie).
3. Das Gewebe wird durch Blutmangel geschädigt, setzt Fermente und Toxine (Gewebsgifte) frei, die zu einer starken Kontraktion (Spasmus) der Arterien führen. Folge ist völlige Blutleere mit Absterben der obersten Schleimhautlage.
4. Durch eiweißlösende Fermente aus Leukocyten werden die Arterien eröffnet und der Spasmus gelöst. Blut tritt aus und hebt die nekrotische (abgestorbene) Schleimhaut in Fetzen ab.

Blutverlust 50-100 ml; das Blut ist wegen der proteolytischen Fermente ungerinnbar.

2. Regenerationsphase 3.-4. Tag

Die abgestoßene Funktionalis hinterläßt im Uterus eine riesige Wundfläche. Aus Resten der Uterindrüsen der Basalis wird die Wunde mit Epithelzellen überzogen.

3. Proliferationsphase 5.-15. Tag

Unter Östrogeneinfluß wird die neue Funktionalis aufgebaut. Die Bindegewebszellen der Basalis wuchern und vergrößern die Schleimhaut. Dann liegt ein

Zustand wie auf Abb. 82 vor:

Lockeres Gewebe mit schlauchförmigen, leicht gewellten Uterindrüsen (Korkenzieherform).

4. Sekretionsphase 16.-28. Tag

Vom 14. bis 28. Tag. Das Progesteron wandelt die Schleimhaut um und bereitet sie für ein eventuelles befruchtetes Ei vor. Die Epithelzellen und die Drüsen sezernieren einen schleimigen Stoff. Die Bindegewebszellen der Tunika propria lagern Glykogen ein und heißen dann Dezidualzellen (deciduus = vergänglich). Ein sicheres Kennzeichen für diese Phase ist die Sägeblattform der Uterindrüsen (Abb. 83).

Der uterine Zyklus wird auch unterteilt in

a) Menstruum = Desquamationsphase + Regenerationsphase

b) Intermenstruum = Proliferations- + Sekretionsphase

Weitere Einzelheiten über die hormonellen Veränderungen finden sich im AUXILIUM-Repetitorium der Entwicklungsgeschichte.

DAS MYOMETRIUM

Das Myometrium ist die dickste Wandschicht. Sie besteht aus glatter Muskulatur, wobei jede Zelle etwa 50-90 μ lang ist (im schwangeren Uterus bis zu 1/2 mm!). Auf dem histologischen Schnitt scheinen sie in Bündeln wirr durcheinander zu laufen. Grob kann man etwa 3 Muskelzüge unter der Schleimhaut erkennen:

a) Stratum submucosum (Längs)

b) Stratum vasculare (Ring)

c) Stratum supravasculare (Längs)

Es handelt sich aber um Spiralen, die von außen nach innen sich ineinanderwickeln. Im schwangeren Uterus werden die Spiralen aufgewickelt und schaffen damit Raum für den wachsenden Fötus. Außerdem werden in der Schwangerschaft die Muskelzellen verdickt und vergrößert = HYPERTROPHIE, z.T. kommt es auch durch Teilung zur Zellvermehrung = HYPERPLASIE. Die Erregung der Muskelzellen erfolgt durch Fasern aus dem FRANKENHÄUSERschen Nervenplexus neben dem Uterus. Man kann sich die Spiralsysteme an einem Modell erklären:

Wenn man ein Stück Papier um einen Finger aufrollt, dann hat man im Querschnitt eine Spirale, die ein Lumen umfaßt. Steckt man zwei Finger in die Papierrolle und dehnt sie auf, dann erfolgt eine Abwicklung der Spiralen so lange, bis die beiden Finger Platz haben. - Im Uterus beginnen die Spiralen an den Tubenecken und laufen zur Cervix hinunter; Es gibt eine Rechts- und eine Linksspirale.

Funktion des Myometriums: Austreibungsmotor unter der Geburt.

DAS PERIMETRIUM

Peritonealüberzug des Uterus an seinen der Bauchhöhle zugekehrten Oberflächen. Zu den Beckenwänden hin hat der Uterus Gefäßverbindung und Bindegewebe = PARAMETRIUM.

Merke:

Fundus, Corpus, Isthmus, Cervix, Portio vaginalis.
Cavum uteri, Orificium internum (innerer Muttermund), Isthmus, Canalis cervicalis, Orificium externum (äußerer Muttermund).
Endometrium: Schleimhaut mit Zylinderepithel (teils mit Flimmern), Uterindrüsen (Korkenzieherform) in der Proliferationsphase, Sägeblattform in der Sekretionsphase), Lamina (Tunika) propria aus Bindegewebe (Fibrocyten in Spindelform).
Myometrium: Muskelschicht in Spiraltouren von den Tubenecken zur Cervix; Austreibungsmotor.
Perimetrium: Peritonealüberzug
Parametrium: seitliches Beckenbindegewebe.

Erkennungsregel:

Dicke Schicht aus glatter Muskulatur in durcheinander laufenden Bündeln, eventuell Dreierschichtung. Darüber gleich eine Schleimhaut (Submukosa fehlt) mit Bindegewebe und tubulösen Drüsen. Drüsenzellen zylindrisch, ebenso das Oberflächenepithel. Dünne, langgestreckte Drüsen = Proliferationsphase, dikke, buchtige (Sägeblattform) Drüsen = Sekretionsphase.

Die Plazenta

Sie ist das Ernährungsorgan für den Embryo („Mutterkuchen") und deshalb von sehr großer Bedeutung. Ihre Entstehung wird im AUXILIUM-Repetitorium der Entwicklungsgeschichte schon ausreichend beschrieben. Für die Examina sollte man sich folgendes Schema (Abb. 84) einprägen: der Mutterkuchen besitzt zwei Anteile:

1. den kindlichen Anteil: Placenta fetalis
2. den mütterlichen Anteil: Placenta materna (uterina)

1. Placenta fetalis

Es sind folgende Bauteile gegeben (Abb. 84):
DIE CHORIONPLATTE oder Membrana chorii bestehend aus

a) dem Chorionmesoderm (mesenchymales Gewebe als Grundgerüst)
b) dem Chorionepithel: liegt der Uteruswand gegenüber (Innenseite

der Plazenta)

c) dem Amnionepithel: liegt dem Kinde zugewandt. (Außenfläche der Plazenta).

in die Chorionplatte zieht die NABELSCHNUR und führt

1 Vena umbilicalis zum Kind und

2 Arteriae umbilicales vom Kind zur Plazenta.

Diese Gefäße verlaufen in der Chorionplatte und ziehen dann in

DIE COTYLEDONEN oder Plazentarläppchen. Das sind 15-20 Büschel von Zotten, die aus der Chorionplatte hervorgehen. Die größten heißen ZOTTEN-HAUPTSTÄMME. Sie verzweigen sich in ZOTTENÄSTE; diese wieder in einzelne ZOTTEN! Besondere Zotten, die HAFTZOTTEN, ziehen bis in die gegenüberliegende Basalplatte der mütterlichen Plazenta und verankern das Gewebe.

Die ZOTTEN bestehen aus (Abb. 85):

1. Stroma

Bindegewebe, das vom Chorionmesoderm stammt. Darin Blutgefäße, die zum Embryo hinführen.

2. Cytotrophoblast

oder LANGHANSsche Zellschicht. Es sind kubische Zellen. Sie sind nur bis zum 3. Schwangerschaftsmonat nachweisbar und bilden während dieser Zeit das Hormon CHORIONGONADOTROPIN.

3. Syncytiotrophoblast

Kurz als SYNCYTIUM bezeichnet, wird auch als Syncytiotrophoblast oder RESORPTIONSSYNCYTIUM bezeichnet. Es ist eine sehr stoffwechselaktive zellkernreiche Cytoplasmaschicht, in der keine Zellgrenzen zu erkennen sind. Nach dem 3. Schwangerschaftsmonat verbleibt das Plasmodium als einziger Zellüberzug der Plazentazotten.

Im Lichtmikroskop erkennt man an der Oberfläche des Plasmoditrophoblast einen sog. BÜRSTENSAUM. Aus elektronenmikroskopischen Untersuchungen weiß man, daß es sich hierbei um winzige Zellfortsätze - MIKROVILLI - handelt, deren Aufgabe eine besondere Beschleunigung von Resorptionsvorgängen infolge Oberflächenvergrößerung ist.

2. Placenta materna (uterina)

Es sind die Reste der Uterusschleimhaut (Dezidua = Schwangerschaftsschleimhaut). Man findet nunmehr:

DIE BASALPLATTE: Sie ist <u>nicht</u> identisch mit der BASALIS des Endometriums, sondern besteht aus der BASALIS <u>und</u> dem unteren Teil der FUNKTIONALIS. Die Zellen sind sehr groß und vieleckig (DECIDUALZELLEN).

DIE PLAZENTARSEPTEN sind Reste der Funktionalis, die zwischen den Cotyledonen noch als Scheidewände erhalten geblieben sind. Zwischen den Zot-

N = Nabelschnur; My = Myometrium des Uterus; De = Dezidua basalis oder Basalplatte; P = Plazentarsepten; Rs = Randsinus mit mütterlichen Venen; iR = Intervillöser Raum; Amn = Amnionepithel; Cho = Chorionplatte; Chepi = Chorionepithel; Co = Cotyledonen (Plazentarläppchen);

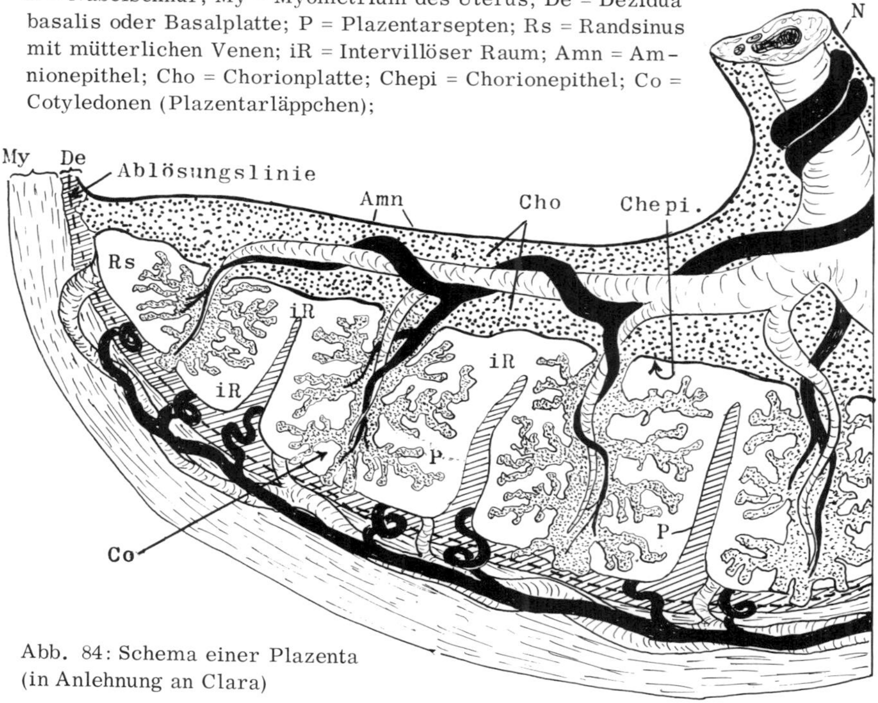

Abb. 84: Schema einer Plazenta
(in Anlehnung an Clara)

Abb. 85: Quergeschnitte
Plazentarzotten

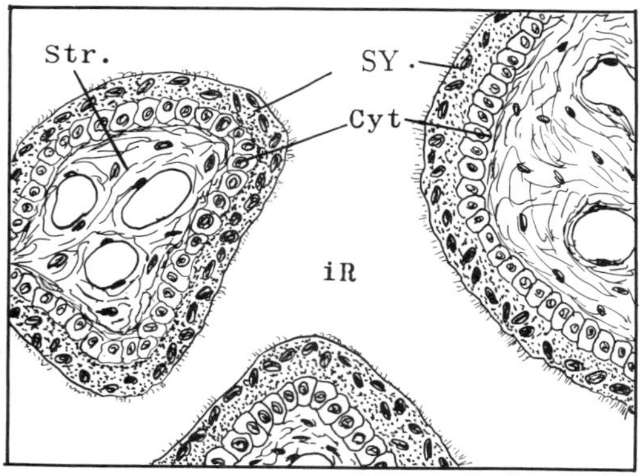

Die Plazenta stammt aus dem 3. Schwangerschaftsmonat, weil außer dem Syncitiotrophoblasten (SY) noch die LANGHANS´sche Zellschicht = Cytotrophoblast (CYT) erhalten ist. Im Stroma (Str.) liegen die Nabelschnurgefäße. iR = intervillöser Raum.

ten der Cotyledonen und der Basalplatte der mütterlichen Plazenta liegt ein Hohlraum, der als

INTERVILLÖSER RAUM bezeichnet wird. Aus den Arterien des Uterus wird er mit Blut aufgefüllt. Es umspült die Plazentazotten und strömt am Rande des Mutterkuchens in die

VENÖSEN RANDSINUS. Von hier Abfluß in die Uterusvenen.

Erkennungsregel:

Meist Schnitte durch länglich bis runde Inseln. Im Inneren ein lockeres Gewebe mit Gefäßquerschnitten. 2-3 Gefäße. Begrenzt durch ein bis zwei Zellagen, an denen die Zellgrenzen nicht erkennbar sind. An älteren Plazenten sind die Epithelzellen sehr flach. Differentialdiagnose: Nicht verwechseln mit dem Plexus chorioideus, der aber von kubischen Zellen bekleidet ist.

DIE SCHEIDE

1. Schleimhaut
   a) unverhorntes, mehrschichtiges Plattenepithel.
   b) Lamina propria aus lockerem Bindegewebe.
   Die Schleimhaut hat Querfalten (Rugae vaginalis).

2. Muskelschicht
   Scherengitterartige Bündel glatter Muskulatur. Kann unter der Geburt geweitet werden.

3. Adventitia
   Bindegewebige Verwachsung mit der Umgebung.

DIE ENDOKRINEN DRÜSEN

Es sind Drüsenorgane, die im Gegensatz zu den exokrinen Drüsen keine Ausführungsgänge haben, sondern ihre Produkte, die Inkrete oder Hormone, in die Blutbahn hinein abgeben. Hierzu rechnen folgende Organe:

Hypophyse	Paraganglien
Nebenniere	Keimdrüsen (Hoden, Ovar)
Schilddrüse	Pankreasinselzellen
Epithelkörperchen	Epiphyse (fraglich)

Die Hypophyse

Die Hypophyse oder Hirnanhangsdrüse liegt in der Sella turcica (Türkensattel) des Keilbeinkörpers in der mittleren Schädelgrube. Über einen Stiel steht sie mit dem Zwischenhirnboden (Hypothalamus) in Verbindung. Bei der Betrachtung mit dem bloßen Auge erkennt man bereits zwei verschieden stark gefärbte Anteile:

dunkel gefärbt = Adenohypophyse (Drüsenteil)
hell gefärbt = Neurohypophyse (Hirnteil)

DIE ADENOHYPOPHYSE

Sie besteht aus epithelartigen Drüsenzellen, die aus der RATHKEschen Tasche des embryonalen Mundhöhlendaches stammen (also ektodermaler Herkunft!). Entsprechend der Abb. 86 gehören zur Adenohypophyse folgende Abschnitte:

1. Der Vorderlappen (Lobus anterior; Prähypophyse)
2. Der Zwischenlappen (Zona intermedia; Zwischenzone)
3. Der Trichterlappen (Pars tuberalis)

Alle drei Anteile sind in ihren Zellen etwas verschieden.

DER VORDERLAPPEN

Er enthält große, epitheliale Zellen, die sich in Ballen und Zellsträngen um sehr viele Gefäße und Kapillaren (Sinusoide!) lagern. Die Unterteilung erfolgt nach der Anfärbbarkeit der Epithelzellen und ist z.T. je nach Autor unterschiedlich; nachstehend sei die derzeit häufigste Gruppierung genannt (bitte mit der Einteilung Ihres Dozenten vergleichen, da an dieser Gruppierung oft die Teilnahme an der Vorlesung „geprüft" wird!):

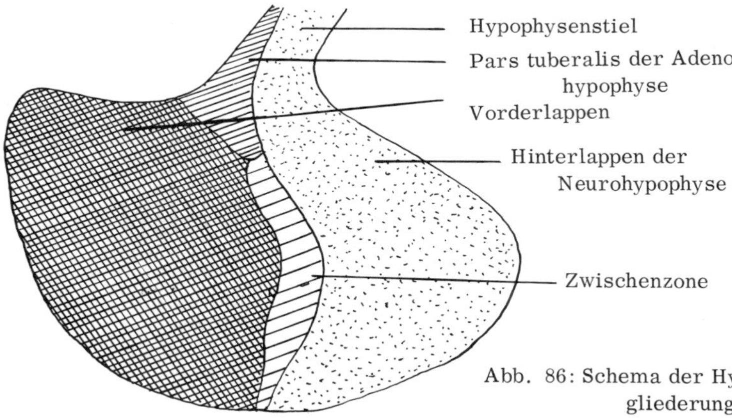

Abb. 86: Schema der Hypophysengliederung

1. Stammzelle (undifferenzierte Drüsenzelle)
   Helle, kleine Zellen mit großem Kern zur Regeneration; überwiegend beim Neugeborenen.

2. α-Zellen (acidophile Zellen)
   Enthalten auffallend rot färbbare Granula. Es gibt granulareiche (= hyperchromatische) und granulaarme (hypochromatische)

Zellen. Sie erzeugen die Hormone:
STH = Somatotropin = Wachstumshormon
ACTH = Adrenocorticotropes Hormon = Nebennierenrindenanregendes Hormon

3. ß - Zellen (basophile Zellen)
Granula aus Mukoproteiden, die gegenüber den α-Zellen etwas bläulich anfärbbar sind. Vorkommen nur 10 %. Hormone:
GONADOTROPIN I = FSH = Follikelstimulierendes Hormon
GONADOTROPIN II = ICSH = Interstitial cell stimulating hormone
(beide Hormone werden bei Mann und Frau gleichermaßen erzeugt).
TSH = Thyreotropes Hormon = Thyreotropin = Schilddrüsenanregendes Hormon

4. γ - Zellen (chromophobe Zellen)
Häufigste Zellart (bis 50 %). Funktion unklar!

5. δ - Zellen
Nur bei spezieller Färbung unterscheidbar; unbekannte Funktion.

6. ε - Zellen
Erzeugen Gonadotropin III = LTH = Luteotropes Hormon

7. Schwangerschaftszellen (η -Zellen)
Entwickeln sich aus chromophoben γ-Zellen in der Gravidität. Funktion unklar.

Anmerkung für Fleißige:

Die Bildung der Hormone erfolgt im Ergastoplasma der Zellen, von wo über den GOLGI -Apparat Granula gestapelt werden. Diese Granula werden in folgender Weise entleert:

a) merokrine Kolloidsekretion
Im Zelleib treten Granula mit Hormonen auf; diese Granula können aus der Zelle austreten und werden in die Blutbahn eingeschleust.

b) holokrine Kolloidsekretion
Manche Zellen können zunächst schrumpfen (Hyperchromasie der Zellen) und dann zu einem Tropfen verflüssigt werden. Viele solcher Tropfen verschmelzen zu einer großen Vakuole = KOLLOID, die, wenn sie von Epithelzellen umhüllt ist, PSEUDOFOLLIKEL heißt.

c) apokrine Kolloidsekretion
Die Granula verschmelzen zu einer Vakuole, die als Kolloid ausge-

schieden wird. Solche Zellen sind im histologischen Bild schwach gefärbt (Hypochromasie).

Aus dem Zwischenhirnboden (Hypothalamus) ziehen besondere Blutgefäße in die Adenohypophyse = hypophysäres Pfortadersystem. Über dieses Blut kann der Hypothalamus durch besondere Stoffe = relaesing factors (RF) die Drüsenzellen anregen.

DER ZWISCHENLAPPEN

oder Zona intermedia liegt an der Grenze zur Neurohypophyse. Die Zellen hier sind α-, ß-und γ-Zellen (zusammen auch Intermediazellen genannt). Das wichtigste Kennzeichen der Zwischenzone sind die verteilten ß-Zellen (sog. Basophileninvasion) und die KOLLOIDCYSTEN. Es sind Spalten zwischen den Zellen, die mit einer hyalinen Masse, als KOLLOID bezeichnet, ausgefüllt sind. Die Aufgabe des Kolloides ist nicht bekannt;

Bei Tieren mit besonderen Pigmentzellen (Melanophoren) wird in der Zwischenzone ein Hormon gebildet, daß die Ausbreitung des Pigmentes in den Zellen steuert = MSH = Melanotropin = Melanophorenhormon (zur Anpassung an die Farbe der Umgebung bei Fischen, Amphibien). Beim Menschen ist ein Zwischenlappenhormon bisher nicht gefunden worden. Es besteht offenbar eine Steuerung der Intermediazellen durch Nerven aus dem Hypothalamus = neuroglanduläre Synapsen.

DER TRICHTERLAPPEN

oder Pars tuberalis der Adenohypophyse liegt am Hypophysenstiel. Er enthält Zellstränge, die der Längsrichtung des Stieles folgen (parallel den Blutgefäßen) und anders aussehen als die Vorderlappenzellen. Man kennt dunkelkernige Tuberaliszellen und hellkernige Tuberaliszellen. Ihre Funktion ist nicht geklärt.

DIE NEUROHYPOPHYSE

Die Neurohypophyse (Hirnteil) besteht aus 2 Anteilen:

1. Hypophysenstiel (Processus infundibularis)
2. Hinterlappen (eigentliche Neurohypophyse)

DER HYPOPHYSENSTIEL

Vom Hypothalamus zum Hinterlappen der Hypophyse ziehen Bündel markloser Nerven, die als Tractus hypothalamo-hypophyseos bezeichnet werden. Sie kommen aus dem

Nucleus supraopticus und
Nucleus paraventricularis.

Ihre Besonderheit besteht in der

NEUROSEKRETION:

In den Nervenzellen der genannten Nuclei werden die Hormone Vasopressin (oder Adiuretin) und Oxytocin synthetisiert. Entlang den Axonen der Nervenfasern werden diese Hormone als Vakuolen in den marklosen Nervenscheiden in den Hinterlappen transportiert und dort gespeichert.

DER HINTERLAPPEN

Der Hypophysen-Hinterlappen (HHL) ist auf gefärbten Übersichtspräparaten gegenüber dem Drüsenteil (Adenohypophyse) durch eine helle Färbung unterscheidbar. Histologisch findet man:

a) Pituicyten

oder Hinterlappenzellen sind besonders gestaltete Zellen der Neuroglia (und zwar besondere Astrocyten), die keine Funktion in der Hormonbildung haben; vermutlich nur Stützzellen.

b) Marklose Nervenfasern

Sie sind die Endigungen des Tractus hypothalamo-hypophyseos. In ihrem Inneren findet man häufig Vakuolen des Neurosekrets, die als HERRING-Körperchen bezeichnet werden.

c) Bindegewebe und Blutgefäße

Stützsystem des Hinterlappens. Die Blutgefäße nehmen die Hormone auf.

Der Hinterlappen ist nur Stapelplatz und Übergabeort der Hormone, nicht Produktionsstätte.

Merke:

Adenohypophyse: Vorderlappen-Trichterlappen (pars tuberalis) - Zwischenlappen (Zona intermedia)

Vorderlappen: 1. Acidophile Zellen (-Zellen)
2. Basophile Zellen (ß-Zellen)
3. Chromophobe Zellen (-Zellen)

Trichterlappen: hell- und dunkelkernige Tuberaliszellen

Zwischenlappen: wie Vorderlappen, aber besonders viele basophile Zellen und Kolloidcysten an der Grenze zum Hinterlappen.

Neurohypophyse: Hinterlappen und Stiel. Geflechtwerk aus markarmen Nervenfasern und Gliazellen. Gliazellen heißen PITUICYTEN und sind hypophysenspezifisch. Hormone auf dem Wege der Neurosekretion in den Hinterlappen, Speicherung als HERRING-Körperchen.

Erkennungsregel:

Im allgemeinen leicht an der Form erkennbar. Zwei verschieden gefärbte Anteile: Adenohypophyse dunkler! Bei stärkerer Vergrößerung: Im Vorderlappen bei H.E. -Färbung: Chromophobe Zellen ganz schwach granuliert, sehr klein; acidophile Zellen deutlich rot; basophile Zellen nicht unterscheidbar; Zellen liegen in Haufen um Kapillaren. Drüsenzellstruktur! Im Hinterlappen: Eindruck eines Geflechtes mit sehr feinen Maschen, Unterscheidung der einzelnen Zellarten in üblichen Präparaten nicht möglich.

Die Epiphyse

oder Zirbeldrüse (Corpus pineale) ist in ihrer Bedeutung als Hormondrüse umstritten. Entwicklungsgeschichtlich entspricht sie dem Scheitelauge (Parietalauge), z.B. bei den Reptilien. Aus klinischen Befunden hat man früher den Verdacht geäußert, daß die Epiphyse eine vorzeitige Geschlechtsreifung (sog. pubertas praecox) hindere. Ursache ist aber eine Störung des Sexualzentrums. Bei niederen Tieren erzeugt die Epiphyse das MELATONIN, das dem Melanophorenhormon der Hypophyse entgegenwirkt. Beim Menschen hat man bisher keinen Beweis für eine spezifische Funktion gefunden.

Das 1 cm große Organ hat eine Bindegewebskapsel, von der Bindegewebssepten in das Innere strahlen und es in kleine Kammern zerlegen. Darin liegen abgewandelte Gliazellen:

1. Pinealzellen
   Hauptmasse. Mit Cytoplasmafüßchen, die am Ende eine kolbenartige Auftreibung haben. Nierenförmige Zellkerne. Sonderform von Astrocyten.

2. Gliazellen
   Entsprechen der üblichen Glia (Astrocyten).

Zwischen diesen in gewöhnlichen Präparaten nicht unterscheidbaren Zellen liegen noch Gliafasern. Ein eigenartiger Bestandteil der Epiphyse ist der HIRNSAND (Acervulus cerebri): Rundliche, geschichtete Kalkkonkremente, deren Bedeutung unklar ist. Wenn vorhanden, ein gutes Erkennungsmerkmal.

Die Nebenniere

An der Nebenniere (Glandula suprarenalis) kann man zwei nach Aufbau und Funktion verschiedene Anteile erkennen:

die Nebennierenrinde (NNR) und das Nebennierenmark (NNM)

Das Mark wird allseitig von der Rinde umschlossen. Nach außen ist die Nebenniere von einer Bindegewebskapsel umhüllt.

Die Nebennierenrinde (NNR)

oder Substantia corticalis entstammt den Zellen des embryonalen dorsalen Coelomepithels. Bei den Fischen noch als eigenes Organ von dem Mark getrennt = INTERRENALORGAN. Am frischen Organ ist die Rinde durch ihre gelbliche Farbe (Lipoide!) von dem grauweißen Mark zu unterscheiden. Die Rindenzellen sind in drei verschiedene Zonen geteilt (Abb. 87).

Die etwa 30 Hormone der Rinde sind die Mineralocorticoide, Glukocorticoide und Gestagene mit ihren Stoffwechselzwischenstufen (Metaboliten). Als Zeichen der Hormonbildung sind die Lipoideinschlüsse zu werten. Sie können in wechselndem Ausmaß auch in der 1. und 3. Schicht vorkommen. Wegen dieser Ausweichmöglichkeit bei hohem Bedarf auf die Zona glomerulosa (außen) und Zona reticularis (innen) spricht man von einem äußeren und inneren Transformationsfeld (TONUTTI). Steuerung durch das adreno-corticotrope Hormon (ACTH) der Hypophyse.

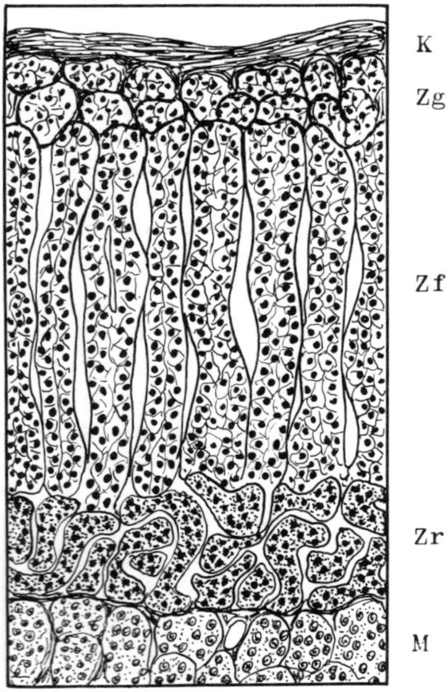

Abb. 87: Schema eines Nebennierenschnittes
K = Kapsel; Zg = Zona glomerulosa; Zf = Zona fasciculata; Zr = Zona reticularis; M = Mark

1. Zona glomerulosa (multiformis)
   Unter der Kapsel. Rundliche Haufen von großen Zellen mit runden Kernen. Hier wird ALDOSTERON (ein Mineralocorticoid) gebildet. Mit zunehmendem Alter rückgebildet. Kaum Lipoide. Direkt unter der Kapsel liegen noch indifferente Einzelzellen (= subkapsuläres Blastem), das als Regenerationsgewebe angesehen wird.

2. Zona fasciculata
   Lange, senkrecht in die Tiefe ziehende Zellstränge. Die sehr großen, vieleckigen Zellen enthalten viele paraplasmatische Einschlüsse (Lipoide, wie Cholesterin, Steroide, Neutralfette), von denen man an den fixierten Präparaten nur noch ein feinwabiges Vakuolenmuster sieht (sog. Spongiocyten).

Diese Zone ist die wichtigste Rindenzellschicht und bereitet hauptsächlich die Nebennierenrindenhormone (Glukocorticoide wie Cortison; Androgene), wahrscheinlich mit Hilfe besonderer bläschenreicher Mitochondrien.

Zwischen den Zellsträngen sieht man zahlreiche zum Mark hinziehende Kapillaren (Sinus!), denen die Zellen der Zona fasciculata außen aufsitzen.

3. Zona reticularis
Diese letzte Rindenschicht besteht aus netzartig verbundenen Zellen. Sie erscheinen gegenüber der 2. Zone dunkler (eosinophil) und enthalten oft ein bräunliches Pigment (Lipofuscin). Rückbildung im Alter. Gestagenbildung.

Das Nebennierenmark (NNM)

oder die Substantia medullaris (Adrenalorgan) wird durch Sympathicoblasten aus der Anlage des Sympathicus gebildet (ektodermal!). Es handelt sich um ein besonders großes CHROMAFFINES PARAGANGLION. Unter den chromaffinen (phaeochromen) Zellen versteht man eine Zellgruppe, deren Granula mit Chromsäure bräunlich anfärbbar sind. Besondere Geschwülste dieser Zellart heißen auch Phäochromocytome.

Die ursprünglich vieleckigen Zellen sind in den fixierten Präparaten geschrumpft und erscheinen daher sternförmig mit rundem Zellkern. Zwischen den Zellen liegen viele venöse Sinus, die gleichzeitig der Aufnahme der produzierten Hormone dienen. Die Endothelzellen dieser Sinus können phagocytieren und werden deshalb zum R.E.S. gezählt. Im Nebennierenmark wird das ADRENALIN und ARTERENOL (Noradrenalin) in 2 verschiedenen Zellarten gebildet.

Merke:

Nebennierenrinde (aus Coelomepithel, Mesoderm)
Nebennierenmark (aus Sympathicoblasten; Ektoderm)
Rinde: Zona glomerulosa, Z. fasciculata, Z. reticularis.
Hauptort der Hormonbildung die Zona fasciculata, Bildung der Mineralocorticoide, Glukocorticoide, Gestagene.
Mark: entspricht einem chromaffinen Ganglion. Bildung von Adrenalin.
Gefäßversorgung von der Kapsel her aus drei Arterien: Art. suprarenalis superior, media, inferior. In der Rinde und im Mark Kapillarnetze, deren Endothelzellen phagocytieren können (gehören zum RES !). Abfluß durch Venen im Mark (zum Teil mit Muskelwülsten = Drosselvenen) zur Vena suprarenalis.

Erkennungsregeln:

Bei Übersicht: Schmales Organ mit Gliederung in zwei verschieden gefärbte Anteile: äußere Rinde, inneres Mark (nicht immer auf einem Schnitt gleichzeitig getroffen!). Bei stärkerer Vergrößerung: unter der Kapsel liegt eine schmale Zone mit Zellballen, dann folgt eine breite Schicht strahlenförmig ins Innere ziehender Zellstränge (Zona fasciculata). Die Zona fasciculata ist ein gutes Erkennungsmerkmal.

Die Paraganglien

In Prüfungen nicht vorgelegt, werden nur manchmal gesprächsweise mitgefragt. Nach der Herkunft und der Anfärbbarkeit mit Chromsäure unterscheidet man zwei Hauptgruppen:

1. Die chromaffinen Paraganglien

   Mit Chromsäure bräunlich färbbar. Abkömmlinge des Sympathicus. Bilden ADRENALIN. Wichtigste Paraganglien:

   ZUCKERKANDLsches Paraganglion oder Paraganglion aorticum abdominale (an der Art. mesenterica inferior)

   Paraganglion suprarenale, ist identisch mit dem Nebennierenmark.

Beim Kind findet man noch Paraganglien im Verlauf des Sympathicus und im Retroperitonealraum. Alle chromaffinen Paraganglien (außer Nebennierenmark) bilden sich beim Erwachsenen zurück.

2. Nicht chromaffine Paraganglien

   Nicht oder schwach mit Chromsäure färbbar. Abkömmlinge des Parasympathicus. Gefäß- und Nervenreiche Knoten. Sie bleiben das ganze Leben über erhalten. Wichtigste Paraganglien:

   Paraganglion caroticum (Glomus caroticum) an der Art. carotis communis (Teilungsstelle). Chemorezeptorische (Erregung durch erhöhten CO_2 Gehalt des Blutes) Funktion.

   Paraganglion supracardiale am Aortenbogen (Gebiet des N. depressor = Vagusast).

   Die parasympathischen (nicht chromaffinen) Paraganglien geben keine hormonartigen Stoffe ins Blut ab, sondern scheinen nur auf chemischem Weg die in ihnen verlaufenden Nervenendigungen zu reizen (z.B. durch ACETYLCHOLIN).

   Wichtig: Trotz des Namens Glomus caroticum ist dieses Paraganglion nicht zu den eigentlichen Glomusorganen (HOYER-GROSSERsche Organe, Seite 11) zu rechnen, die Glomusorgane sind zwar auch wirkstoffbildend (Acetylcholin), sind aber umgewandelte arterio-venöse Anastomosen.

Die Schilddrüse

oder Glandula thyreoidea ist ein ziemlich großes Organ, das seitlich und vorn auf der Trachea am Hals sitzt. Es entsteht aus dem embryonalen Mundhöhlenboden als Epithelstrang (Ductus thyreoglossus), der in die Tiefe wächst und später nur noch eine Einsenkung (Foramen caecum) auf der Zunge zurückläßt. Auf einem Schnittbild findet man:

1. Kapsel aus straffem Bindegewebe (Capsula fibrosa)

2. Schilddrüsenläppchen
   entstehen durch große und kleine Septen, die von der Kapsel in das Innere strahlen. Sie teilen das Gewebe in kleine, unregelmäßig begrenzte Läppchen = Acini oder Schläuche = Zentralkanäle. In jedem dieser Acini liegt das eigentliche Schilddrüsengewebe, die

3. Schilddrüsenfollikel
   Es sind Bläschen = Follikel, die mit einem einschichtigen Epithel ausgekleidet sind (Abb. 88), elektronenoptisch Mikrovilli haben und einen homogenen glasigen Inhalt, das KOLLOID, umschließen.

Unter dem Kolloid versteht man den Inhalt der Follikel. Es ist eine hyaline Masse, die von den Epithelzellen sezerniert und in den Follikelhohlraum hineingegeben wird. Durch Wasserentzug wird das Kolloid eingedickt und ist dann mit Farbstoffen anfärbbar. Es ist ein Stapelstoff und enthält Thyreoglobulin (= Schilddrüsenhormone, z.B. Thyroxin, an Eiweiß gebunden).

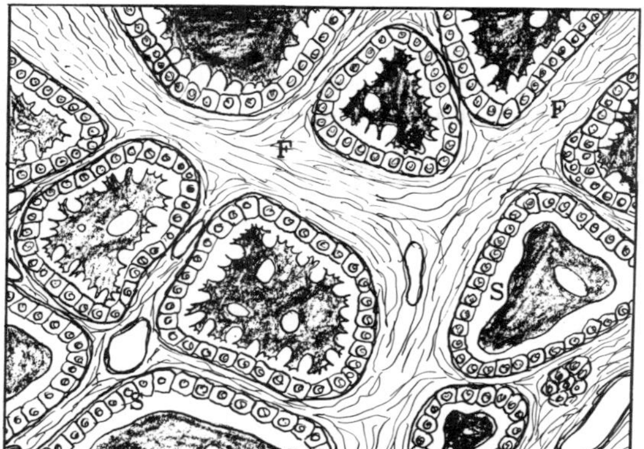

Abb. 88: Schematische Darstellung der Schilddrüsenfollikel im Zustand der Sekretion.

F = Follikelepithel, im Inneren das Kolloid. Bei S sind durch die Fixierung künstlich entstandene Spalträume.

Manchmal sieht man zwischen dem Kolloid und den Epithelzellen Spalträume. Das können sowohl Schrumpfungserscheinungen sein als auch Hinweise auf eine zur Zeit des Todes stattgefundene Resorption oder Sekretion des Kolloids (dann tröpfchenartig). Aufnahme und Abgabe erfolgt immer über flüssige Stufen. Die Schilddrüsenzellen sind ein klassisches Beispiel für die sog. „Bipolarität der

Drüsenzellen":

Sekretion: Stoffe aus der Blutbahn aufnehmen, in der Zelle umarbeiten und in ein Lumen (hier Follikel) abgeben.

Resorption: Stoffe aus einem Lumen nach fermentativer Zerlegung aufnehmen, in der Zelle umbauen und an die Blutbahn abgeben.

Je nach der Funktionsstufe findet man verschieden aussehende Follikelepithelzellen:
platten Epithel = ruhender Follikel (Stapelzustand)
kubisches oder zylindrisches Epithel = resorbierender oder sezernierender Follikel (oder Überfunktion).

Die Schilddrüse ist eine VORRATSDRÜSE, die ihre RESERVESTOFFE (Kolloid) im Falle des Bedarfes in kurzer Zeit mobilisieren kann. Abgabe erfolgt in die Blutkapillaren, die unmittelbar unter der Basalmembran des FOLLIKEL-EPITHELS verlaufen. Eine Steuerung besteht durch das thyreotrope Hormon (TSH) der Hypophyse.

Erkennungsregel:
Bereits in den Übersicht fallen die mit Kolloid gefüllten Follikel auf. Bei stärkerer Vergrößerung: Bindegewebsstränge um Bläschen; jedes Bläschen mit flachen bis kubischen Zellen; das Lumen des Follikels mit einer glasig-homogenen Masse (Kolloid). Vakuolen im Kolloid deuten auf Sekretion oder Resorption, glatte Spalten dagegen sind Schrumpfungserscheinungen.

Die Epithelkörperchen

oder Glandulae parathyreoideae sind 4 linsengroße Körperchen an der Rückseite der Schilddrüse zwischen der Fascia colli media und der Schilddrüsenkapsel (deshalb auch Beischilddrüse genannt). Sie bestehen aus Strängen von großen epitheloiden Zellen, von denen man drei Arten unterscheidet:

1. Helle (oder wasserklare) Hauptzellen
   Sie sind völlig ungefärbt und man hat den Eindruck, daß der Zellkern in einem Loch läge, weil das zahlreiche Glykogen aus dem Cytoplasma herausgelöst wurde. Die Zellgrenzen sind aber deutlich erkennbar. Diese Zellart stellt die jeweils aktivste Form dar.
2. dunkle Hauptzellen
   Cytoplasma deutlich rötlich angefärbt durch Mitochondrien (glykogenreich). Ruhestadium der Zellen.
3. oxyphile Zellen (WELSHsche Zellen)

stark rötlich gefärbt mit kleinem, dunklen Kern (pyknotischer Kern) und extrem hoher Mitochondrienzahl. Wahrscheinlich Degenerationsstufen der Hauptzellen.

Zwischen den überwiegend vorhandenen Hauptzellen liegt nur spärliches Bindegewebe und einzelne Fettzellen. Alle Hauptzellen sind untereinander durch Mikrovilli verzahnt, die zwischen sich einen Interzellularraum lassen, durch den das Hormon in die Blutbahn gelangt. Die Funktion der Epithelkörperchen besteht in der Bereitung des PARATHORMONS, das regulierend in den Calciumhaushalt eingreift. Ein Verlust der Epithelkörperchen (z.B. bei unvorsichtigen Schilddrüsenoperationen) führt zum Absinken des Blutcalciumspiegels mit Übererregbarkeit der Muskulatur (TETANIE). Überfunktion verursachen Entkalkungen der Knochen.

Erkennungsregeln:

Selten gefragt ! Zwischen Fettzellen und vielen Gefäßen liegen Zellstränge, die bei stärkerer Vergrößerung die hellen und dunklen Hauptzellen zeigen. Am sichersten sind die hellen Zellen zu erkennen: in einem völlig klaren Cytoplasma liegt ein großer Kern, die Zellgrenzen dagegen sind angefärbt !

DIE SINNESORGANE

Das Sehorgan

Zum Sehorgan gehören:

A. der optische Apparat = Augapfel (Bulbus oculi)
B. die Augenmuskeln
   a) äußere Muskeln, quergestreift.
   b) innere Muskeln, glatt.
C. die Lider (Palpebrae)
D. Tränenorgane.

DER AUGAPFEL

Der Augapfel besteht aus drei Hauptschichten, von denen jede mit Sondereinrichtungen ausgestattet ist:

1. Tunika fibrosa (oder externa) bulbi
   a) Lederhaut = Sklera
   b) Hornhaut = Cornea

2. Tunika vasculosa (oder media) bulbi
   a) Aderhaut = Chorioidea oder Uvea
   b) Strahlenkörper = Corpus ciliare
   c) Regenbogenhaut = Iris

3. Tunika nervosa (oder interna) bulbi
   Netzhaut = Retina
   Pigmenthaut

Von den drei Hauptschichten wird der Augeninnenraum umhüllt, an dem folgende Abschnitte zu merken sind (Abb. 89):

1. vordere Augenkammer
   Raum zwischen Hinterfläche der Cornea, Vorderfläche der Linse und der Iris. Flüssigkeitsgefüllt (Kammerwasser).

2. hintere Augenkammer
   An der Rückfläche der Iris und vor den Aufhängebändern (Zonulafasern) der Linse.

3. Linse (Lens cristallina)

4. Glaskörper (Corpus vitreum)

Diese Einteilung wird auf dem Übersichtsbild der Abb. 89 noch einmal dargestellt.

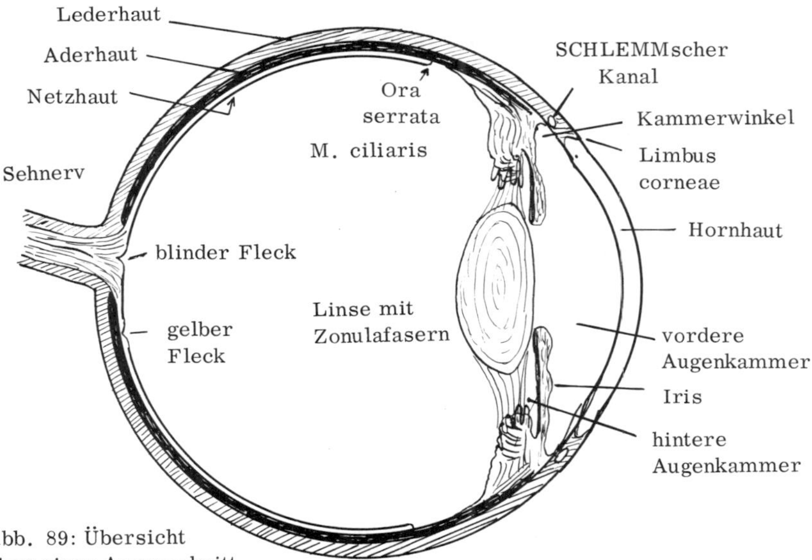

Abb. 89: Übersicht über einen Augenschnitt

DIE SKLERA

Sie gibt dem Auge eine feste, aber trotzdem elastische Stütze. Mit Ausnahme der Cornea umgibt sie den gesamten Augapfel (das Weiße im Auge !). Sie besteht aus geflechtartigem (oder dichtem) Bindegewebe mit eingelagerten elastischen Fasern. Unter dem Mikroskop sieht man dicke Bündel kollagener Fasern, die gewellt verlaufen und sich in allen Richtungen durchflechten. An der Papilla nervi optici (Austrittsstelle der Nervenfasern der Retina) wird die Sklera von dem Nerven durchbohrt (Siebplatte = Lamina cribrosa). Sie setzt sich auch auf den Sehnerven als Dura mater nervi optici fort. Am Übergang zur Hornhaut liegt eine weitlumige Vene innerhalb der Sklera (Sinus venosus sclerae = SCHLEMMscher Kanal; Sehr wichtig!), die ringförmig um den Rand der Hornhaut zieht und das Kammerwasser der vorderen Augenkammer ableitet. Verstopfung führt zum Druckanstieg im Augapfel (normaler Augeninnendruck 15-25 mm Hg).

DIE CORNEA

Die Cornea oder Hornhaut ist gefäßfrei und wird über die Lymphspalten ernährt. In der Substantia propria laufen viele Nervenfasern, die zwischen den Zellen des Hornhautepithels enden (zur Auslösung von Schutz- und Fluchtreflexen!). Die Grenze zur Sklera heißt Limbus corneae.

Die Hornhaut sitzt als kreisrundes, durchsichtiges Gebilde auf dem Augapfel. Sie besitzt 5 Schichten, die man nicht nur zum Physikum, sondern auch in der Klinik wissen sollte (Abb. 90):

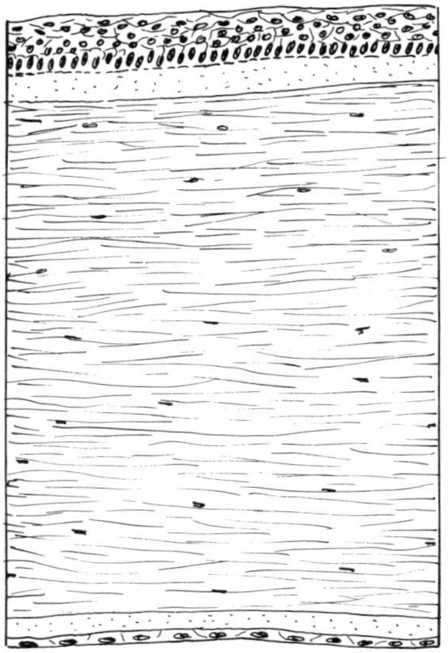

Abb. 90: Hornhautschnitt

1. Hornhautepithel
aus unverhornten, mehrschichtigen Plattenepithelzellen (Außenfläche!).

2. BOWMANsche Membran
oder Lamina limitans anterior als homogen erscheinende Schicht (feinfaserige Struktur), zellfrei.

3. Substantia propria
Lamellen aus kollagenen Fasern, die parallel zur Hornhautoberfläche laufen, durch eine Kittsubstanz verklebt. Dazwischen Spalträume (Lymphkapillaren = „Saftkanalsystem") mit den Fibrocyten (sog. Hornhautzellen, sternförmig).

4. DESCEMETsche Membran
oder Lamina limitans posterior. Homogene Schicht, elektronenoptisch mehrere Netzschichten. Zellfrei.

5. Hornhautendothel
Einschichtiges Plattenepithel.

DIE ADERHAUT

Sie führt die Gefäße für alle Gebilde des Augapfels und ist daher sehr wichtig. Auf Präparaten fällt die Aderhaut sofort durch ihre dunkelbraune Eigenfarbe in Pigmentzellen auf. Als Bauelemente sind vorhanden:

Lockeres Bindegewebe mit stark pigmentierten Fibrocyten (als Pigment Melanin),
Arterien und Venen, Kapillarnetze (für Retina)

DER STRAHLENKÖRPER

oder Ciliarkörper hat eine überragende Rolle, weil er die Nah-Fern-Einstellung (Akkommodation) des Auges bewirkt. Er liegt kurz vor dem Limbus corneae und ist die Fortsetzung der Aderhaut nach vorn zu. Seine Zusammensetzung ist:

Bindegewebe mit vielen Gefäßen
Glatte Muskulatur (Musculus ciliaris)

Der Ciliarkörper trägt einen Kranz von etwa 80 Falten (Processus ciliares), die strahlenförmig in das Augeninnere weisen (daher Strahlenkörper). Sie sind sehr gefäßreich und bereiten das Kammerwasser (Humor aqueus) durch Filtration des Blutes. Von den Fortsätzen und dem Ciliarkörper selbst ziehen die Aufhängebänder der Linse (Zonulafasern) weg.

DIE REGENBOGENHAUT

oder Iris ist eine Scheibe mit einem zentralen Sehloch, der Pupille, und setzt am vorderen Rand des Ciliarkörpers an. Sie besteht aus folgenden Schichten:

1. Irisendothel
   Zur Cornea hin. Einzelne platte Zellen in einem lückenhaften Verband, die von dem darunterliegenden Bindegewebe des Stromas stammen.

2. Stroma iridis
   Hauptschicht aus lockerem Bindegewebe mit Gefäßen und Nerven. Sie enthält zwei Muskelelemente:
   a) Musculus sphincter pupillae
      glatte Muskelzellen, die ringförmig um das Sehloch verlaufen. Schließt die Pupille,
   b) Musculus dilatator pupillae
      feine Cytoplasmafortsätze der Stromazellen, die mit Myofibrillen ausgestattet sind und radiär verlaufen.
   Beide Muskeln sind ektodermaler Herkunft!

3. Irisepithel (Pigmentblatt)
   Der an der Hinterfläche liegende (also zum Glaskörper!) Epithelüberzug. Er besteht aus kubischen Zellen, die aber wegen ihres starken Pigmentgehaltes am Präparat schwer zu trennen sind.

Die Pigmentierung des Irisepithels haben alle Menschen mit Ausnahme der sog. Albinos. Bei denen erscheinen die Augen wegen der Blutgefäße in der Aderhaut rot. Blauäugige Menschen haben nur pigmentiertes Irisepithel. Das Irisstroma ist mit seinem Cytoplasma ein trübes Medium und verändert das vom pigmentierten Epithel rückgeworfene Licht so, daß die Augenfarbe als Blau oder Grau erscheint. Bei braunäugigen Menschen liegen auch im Irisstroma selbst pigmentierte Bindegewebszellen (Chromatophoren, hier auch „Klumpenzellen" genannt).

Durch die Iris wird der Raum zwischen Cornea einerseits und Linse und Zonulafasern anderseits in eine vordere und hintere Augenkammer gegliedert. Die seitliche Ecke zwischen Cornea und Iris (der Ansatz der Iris an den Bulbuswänden) heißt Kammerwinkel (Angulus irido-cornealis). Hier liegt ein Maschenwerk aus Endothelzellen = FONTANAsche Räume, durch die das Kammerwasser gefiltert und zum SCHLEMMschen Kanal in der Sklera geleitet wird.

DIE NETZHAUT

oder R e t i n a ist die innerste Auskleidung des Augapfels. Sie hat drei verschiedene Regionen (Abb. 89):

A. P a r s o p t i c a r e t i n a e
Hauptanteil, reicht bis zu einer Stelle kurz vor dem Ciliarkörper, die Ora serrata heißt. Sie ist der lichtempfindliche Netzhautanteil!

B. P a r s c i l i a r i s r e t i n a e
Überkleidet das Corpus ciliare. Nur Pigmentzellschicht.

C. P a r s i r i d i c a r e t i n a e
Überkleidet die Rückseite der Iris und liefert das dort befindliche Pigmentepithel.

Die letzten beiden Abschnitte werden auch als blinde Netzhaut (P a r s c a e c a r e t i n a e) der P a r s o p t i c a gegenübergestellt; Grenze ist die Ora serrata.

DIE PARS OPTICA

Der verwickelte Aufbau der Netzhaut wird am besten verstanden, wenn man sich die Weiterleitung des Lichtreizes überlegt:

I. N e u r o n:
Von S i n n e s z e l l e n (den Stäbchen und Zapfen) wird die Erregung durch einen Zellfortsatz (Neurit) weggeleitet. Über Synapsen hat dieser Neurit Verbindung zum

II. N e u r o n:
Es sind b i p o l a r e N e r v e n z e l l e n (also ein Dendrit und ein Neurit an einer Nervenzelle). Die Erregung wird über den Dendriten aufgenommen und über den Neuriten weitergeleitet. Die Gesamtheit aller Nervenzellen des II. Neurons heißt G a n g l i o n r e t i n a e.

III. N e u r o n:
Es besteht aus m u l t i p o l a r e n N e r v e n z e l l e n und erhält die Erregung über zahlreiche Dendriten vom II. Neuron. Von diesen Nervenzellen, deren Gesamtheit das G a n g l i o n f a s c i c u l i o p t i c i heißt, zieht je ein Neurit weg. Alle diese Neuriten sammeln sich an einer Stelle (Papilla fasciculi optici oder „blinder Fleck") und verlassen den Augapfel als N e r v u s (T r a c t u s) o p t i c u s. Weitere Umschaltstation auf ein 4. Neuron ist erst das Corpus geniculatum laterale im Zwischenhirn.

Aus dieser Reihenfolge hat man von außen nach innen (zum Glaskörper) folgende f u n k t i o n e l l e E i n t e i l u n g vorgenommen (Abb. 92):

1. Pigmentepithelschicht (Lichtschutz)
2. Neuroepithelschicht (I. Neuron)
3. Schicht der bipolaren Ganglienzellen (II. Neuron)
   oder Ganglion retinae

4. Schicht der multipolaren Ganglienzellen (III. Neuron) oder Ganglion fasciculi optici
5. Gliastützgerüst (MÜLLERsche Stützfasern) zwischen den Schichten.

Die ältere Einteilung geht nach rein histologischen Gesichtspunkten:

1. Pigmentepithel (Stratum pigmenti retinae)
2. Schicht der Zapfen und Stäbchen (Stratum neuroepitheliale)
3. äußere Gliamembran (Membrana limitans externa)
4. äußere Körnerschicht (Stratum granulosum externum = Nervenzellen des I. Neurons)
5. äußere netzförmige Schicht (Stratum plexiforme externum)
6. innere Körnerschicht (Stratum granulosum internum = Nervenzellen des II. Neurons)
7. innere netzförmige Schicht (Stratum plexiforme internum)
8. Ganglienzellschicht (Stratum ganglionare nervi optici = Nervenzellen des III. Neurons)
9. Nervenfaserschicht
10. innere Gliamembran (Membrana limitans interna).

Da die Netzhaut sich entwicklungsgeschichtlich aus einem Hirnfortsatz (dem Augenbecher) entwickelt, findet man auch in der Retina das spezifische Stützgewebe der Nervensubstanz, die Gliazellen = MÜLLERsche Stützzellen. Es sind umgewandelte Gliazellen, die senkrecht die ganze Dicke der Netzhaut durchziehen. Mit körbchenartigen Cytoplasmafortsätzen stützen sie die Nervenzellen ab.

DAS NEUROEPITHEL (Sinnesepithel)

Das N e u r o e p i t h e l trägt die lichtempfindlichen Sinneszellen:

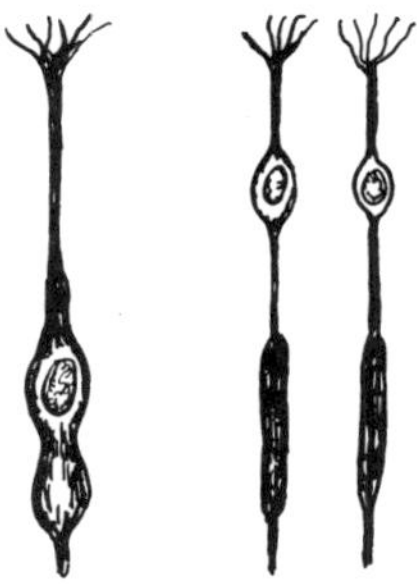

Zapfen Stäbchen

Abb. 91

1. Z A P F E N

Die Zapfen (Zapfenzellen) bestehen aus dem

a) Innenglied

etwas verdickt, enthält den Zellkern

b) Außenglied

schmaler als das Innenglied; enthält als lichtempfindlichen Stoff das Jodopsin.

Die Zapfen zeigen noch einen dünnen Fortsatz, der als Neurit die Erregungen weiterleitet. Funktion: Tagessehen sowie Farbensehen.

2. S T Ä B C H E N

Der eigentliche Zelleib mit dem Kern ist von dem dünnen, lichtempfindlichen Fortsatz durch ein schmales Zwischenstück getrennt. Zusammen Stäbchenfaser genannt. Die Stäbchen sind die dickeren äußeren Fortsätze. Jedes Stäbchen besteht elektronenoptisch aus einem

a) Innenglied

Besonders reich an Fermenten und Mitochondrien; Steuerung des Zellstoffwechsels.

b) Außenglied

Abwechselnd aus geschichteten Lipoid-und Proteinscheibchen aufgebaut. Die Proteinschichten enthalten den Sehpurpur = Rhodopsin, der diese Zellart besonders geeignet für das Dämmerungssehen macht.

Stäbchen und Zapfen sind *PRIMÄRE SINNESZELLEN*, d.h. die Sinneszelle hat selbst einen erregungsleitenden Fortsatz. Bei Examina bitte beachten: Es heißt zwar „Stäbchen" aber nicht „Zäpfchen". Zäpfchen = Suppositorien haben nichts mit dem Auge zu tun! (Suppositorien = Medikamentenzubereitung für rektale Anwendung).

Merke:

Im menschlichen Auge (und bei allen Säugetieren) liegen die Sehzellen in der Tiefe der Netzhaut, mit ihren lichtempfindlichen Fortsätzen der Aderhaut, die ableitenden Nervenfasern dagegen dem Augeninneren zugewandt!

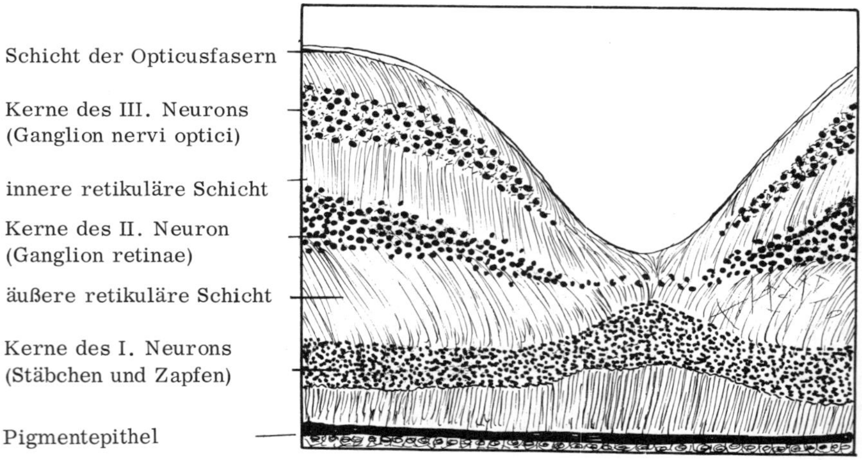

Abb. 92: Schema eines Wandschnittes aus dem Gebiet der Macula lutea

Auf der *MACULA LUTEA*, dem „gelben Fleck" (Ort des schärfsten Sehens) sind die Sehzellen nur mit einer dünnen Schicht anderer Nervenzellen und Stützzellen bedeckt. Diese Verringerung äußert sich in einer Einsenkung der Netzhaut an dieser Stelle (sog. *Fovea centralis*). Weiterhin hat die Macula lutea *nur Zapfen*. In anderen Netzhautabschnitten werden durch die multipolaren Ganglienzellen jeweils 100 bis 150 Sehzellen zusammengefaßt; die Zapfen des gelben Fleckes dagegen haben immer eine eigene Neuronenkette für jede Zelle.

Die Nervenzellen der Retina werden durch Assoziationszellen verbunden und zu Funktionseinheiten verknüpft. Man kennt stark verästelte HORIZONTALZELLEN und kleine, mit wenigen Dendriten versehene AMAKRINE. Funktionen ungewiß.

DAS PIGMENTEPITHEL

An der Grenze zur Aderhaut hin besitzt die Retina ein einschichtiges, stark pigmentiertes Epithel (Melanin), das Streustrahlung im Auge verhindern soll. Bei manchen Tieren (Frosch) können die Pigmentepithelzellen bei starkem Lichteinfall Fortsätze zwischen die Sehzellen schieben und sie dadurch vor übermäßiger Reizung schützen. Beim Menschen nicht möglich.

DIE LINSE

Sie besteht aus:

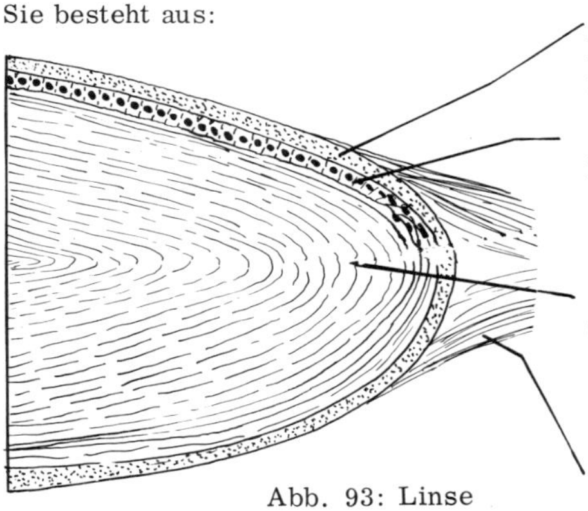

Abb. 93: Linse

1. Linsenkapsel.
Homogene, feste Membran aus Lamellen.

2. Linsenepithel
Kubische Zellen, fehlen auf der Linsenrückseite, bauen die Linsenkapsel auf!

3. Linsenfasern
Sechskantige Prismen, die schalenartig die Linse aufbauen und mit Kittsubstanz verklebt sind. Sie sind aus dem Linsenepithel entstanden.

4. Zonulafasern
Aufhängefasern zum Ciliarkörper.

Die Linse (Lens cristallina) ist ein bikonvexer Körper mit stärker gewölbter Rückseite. Durchmesser 1 cm; 0,5 cm Dicke. Die Seitenränder heißen Äquator. Das Lichtbrechungsvermögen wird durch die Linsenfasern vermittelt. Sie durchziehen die Linse in einer typischen Bogenform. Durch die Verkittung einer jeweils von unten und oben herangebogenen Faser entsteht eine Kittlinie, die sich mittels einer besonderen klinischen Untersuchungstechnik (= Spaltlampenuntersuchung) als ein vorderer und hinterer Dreistern oder Linsenstern darstellen läßt.

DER GLASKÖRPER

oder das Corpus vitreum ist eine durch feine Fasern verspannte gallertige

Masse mit 98 % Wasser ohne Zellen. Sie erhält durch ihren Quellungsdruck die Form des Auges. Unbedingt notwendig, Verlust macht das Auge sehunfähig.

Merke:

Lederhaut (Sklera): geflechtartiges Bindegewebe. Stützgerüst
Cornea: mit 5 Schichten (Hornhautepithel, BOWMANsche Membran, Substantia propria, DESCEMETsche Membran, Hornhautendothel).
Aderhaut: lockeres Bindegewebe mit vielen Blutgefäßen, pigmentiert. Ernährt die Retina.
Strahlenkörper: Musculus ciliaris. Akkommodationsmuskel. Processus ciliares (Falten) sezernieren Kammerwasser. Zonulafasern zur Linse.
Regenbogenhaut: aus Irisendothel, Stroma (mit Musculus sphincter et dilatator pupillae), Irisepithel. Innenseite pigmentiert (Augenfarbe !).
Netzhaut: Pars optica und Pars caeca (aus pars ciliaris et iridica). Lichtempfindlich durch Stäbchen = Dämmerungssehen (Sehpurpur) Zapfen = Tages- und Farbsehen.
Schaltung über drei Neurone:
1. Neuroepithel - 2. Ganglion retinae (bipolare Zellen) - 3. Ganglion fasciculi optici (multipolar).
MÜLLERsche Stützzellen als umgewandelte Gliazellen. Pigmentepithel an der Grenze zur Aderhaut (Streustrahlung!) Assoziationszellen.
Macula lutea (gelber Fleck) ist der Punkt schärfsten Sehens.
Linse: Linsenkapsel, -epithel, -fasern, Zonulafasern.
Glaskörper: gallertig, zellfrei.

Das Hörorgan

Das Gehörorgan liegt zusammen mit den statischen Organen im Innenohr (Labyrinth). Für den Hörsinn wichtig ist die SCHNECKE = COCHLEA, ein im Felsenbein liegender Gang. Er wickelt sich wie das Gehäuse einer Schnecke um eine Achse, die Modiolus heißt. Auf Schnitten werden immer mehrere Windungen gleichzeitig getroffen. Ein Querschnitt durch eine solche Windung ist auf der Abb. 94 dargestellt. Man erkennt:

1. Knöcherne Wandung

   Von ihr springt in den Hohlraum eine Knochenleiste, die Lamina spiralis ossea vor. Da sie die Schnecke durchzieht, hat sie im Ganzen gesehen die Form einer Wendeltreppe.

2. Die Basilarmembran

Sie entspringt an der Lamina spiralis ossea und zieht zur gegenüberliegenden Wand. Sie teilt den Hohlraum in zwei Gänge, gefüllt mit einer Flüssigkeit (Perilymphe):

1. Scala vestibuli = über der Basilarmembran
2. Scala tympani = unter der Basilarmembran

Wo die Basilarmembran die Wandung erreicht, liegt eine Bindegewebsschicht, das Lig. spirale. Es enthält Gefäße.

Mikroskopisch besteht die Basilarmembran aus einem kollagenen Bindegewebe, dessen Fasern radiär (also von der Lamina spiralis ossea zur Wand) verlaufen. Diese Fasern wurden früher als eine Art von „Hörsaiten" betrachtet und waren der Anlaß für die ältere HELMHOLTZsche Hörtheorie (Resonanztheorie).

3. Die REISSNERsche Membran
Vom Rand der Lamina spiralis ossea erhebt sich schräg aufwärts eine Bindegewebslamelle, die Membrana vestibularis oder REISSNERsche Membran. Durch sie wird von der Scala vestibuli noch ein Hohlraum abgetrennt, der DUCTUS COCHLEARIS (häutige Schnecke).

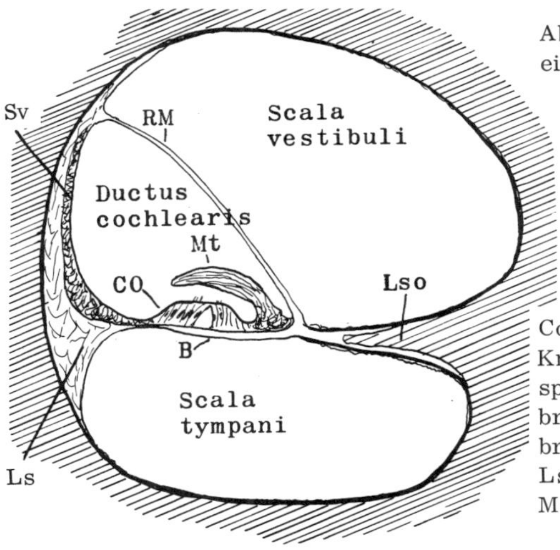

Abb. 94: Übersicht über eine Windung der Gehörschnecke

Co = CORTIsches Organ; KW = Knöcherne Wand; Lso = Lamina spiralis ossea; B = Basilarmembran; RM = REISSNERsche Membran; Sv = Stria vascularis; Ls = Ligamentum spirale, Mt = Membrana tectoria.

DER DUCTUS COCHLEARIS

Man kann ihn sich auch als einen Schlauch vorstellen, der in die knöcherne Schnecke eingehängt ist und sich um den Modiolus wickelt. Er zieht kurz bis vor das Ende der Schnecke (Helicotrema). An seinem Endpunkt ist er blind geschlossen. Um dieses Endstück herum ist eine freie Verbindung zwischen der Scala tympani und vestibuli möglich. Auf einem Querschnitt erscheint der Ductus cochlearis etwa dreiseitig, wobei seine Begrenzungen sind:

1. untere Wand: Basilarmembran (Lamina basilaris)
2. Seitenwand: Lig. spirale mit einem besonders gefäßreichen Blatt = Stria vascularis zur Bildung der Endolymphe
3. obere Wand: REISSNERsche Membran

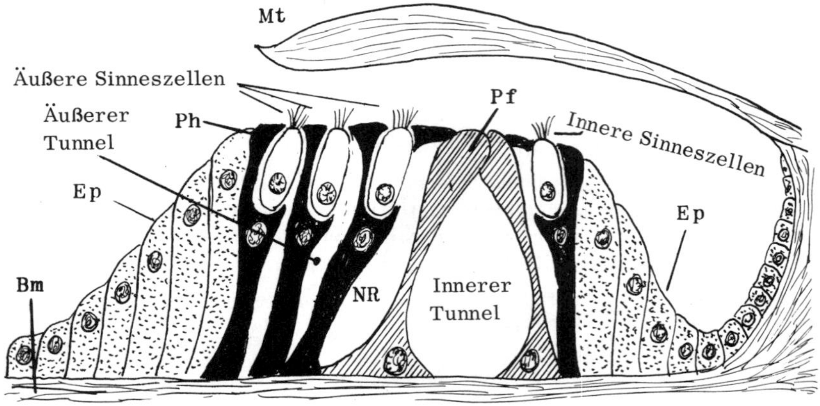

Abb. 95: Grobes Schema eines Organum spirale (CORTIsches Organ)
Mt = Membrana tectoria; Pf = Pfeilerzellen; Ph = Phalangenzellen; Ep = Epithelzellen; Bm = Basilarmembran; NR = NUELscher Raum;

Das CORTI'sche Organ

oder Organum spirale ist das eigentliche Sinnesepithel des Gehörorganes für die Schallperception und liegt auf der Basilarmembran innerhalb des Ductus cochlearis. Von dem komplizierten Aufbau genügt es, sich folgende vereinfachte Angaben zu merken:

A. STÜTZZELLEN
Pfeilerzellen, Phalangenzellen, HENSENsche und CLAUDIUSsche Zellen

B. SINNESZELLEN
Haar- oder Hörzellen

Wie auf Abb. 95 erkennbar, durchzieht das CORTIsche Organ ein Hohlraum, der innere Tunnel. Seine Wände bilden die PFEILERZELLEN, deren oberes Ende sich zu einer Kopfplatte verband. Nach außen schließt sich die

Reihe der P H A L A N G E N Z E L L E N an. Das sind eigenartige Zellen: Sie durchziehen die ganze Höhe des CORTIschen Organes und haben im oberen Drittel einen seitlichen Fortsatz (wie die Sitzfläche eines Stuhles), auf dem die H Ö R Z E L L E N sitzen. Man kann innere und äußere Hörzellen unterscheiden. Die Spitzen der Phalangenzellen dagegen breiten sich zu einem Schirmchen (= sog. Außenruder) aus. Alle diese Schirmchen sind untereinander verkittet und lassen für die Hörzellen nur ein kleines Loch übrig, durch das die Hörhärchen herausschauen. In der Aufsicht entsteht der Eindruck einer Lochplatte (M e m b r a n a r e t i c u l a r i s).

Man nennt die vom Tunnel nach außen liegenden Stützzellen die „äußeren Phalangenzellen" oder DEITERSsche Zellen. Zum Lig. spirale hin werden die Stützzellen niedrig und tragen keine Hörzellen mehr. Zuerst kommen hier die HENSENschen, danach die niedrigen CLAUDIUSschen Stützzellen.

Vom Tunnel aus nach innen (in Richtung auf die Lamina spiralis ossea) folgt hinter den Pfeilerzellen ebenfalls eine mehrreihige Gruppe von „inneren Phalangenzellen" mit einer einzigen Reihe von Hörzellen. Den Abschluß bilden indifferente Epithelzellen.

Die HÖR- oder HAARZELLEN sitzen auf den Phalangenzellen und tragen auf ihrer Spitze einen dichten H ä r c h e n s a u m . Man findet 3-5 Reihen außen vom Tunnel, 1 Reihe innen vom Tunnel. Zwischen den Hör- und Stützzellen liegen breite Interzellularspalten, die von Endolymphe erfüllt sind und die Ernährung der Zellen gestatten. Eine der größten Spalten heißt NUELscher Raum (außen vom Tunnel); auch der Tunnel gehört zum Spaltensystem und führt die Nerven zu den Sinneszellen.

Über den Hörzellen schwebt eine Platte aus feinen Fibrillen mit einer gallertigen Masse, die M E M B R A N A T E C T O R I A oder Deckmembran. Sie entspringt aus dem Winkel zwischen REISSNERscher Membran und Basilarmembran. Ältere Theorien nahmen an, daß sie auf den Härchen der Hörzellen liege und diese mechanisch reize. Neueren Ansichten nach ist sie nur Hilfsmittel, um die Endolymphe bei den Schwingungen des Ductus cochlearis an den Hörzellen vorbeizuleiten (Strömungslenker, Düsenwirkung).

Im Gebiet der Schneckenachse (Modiolus) liegen bipolare Ganglienzellen (G A N G L I O N S P I R A L E). Deren Dendrit läuft durch die Lamina spiralis ossea hindurch und in die Interzellularspalten des CORTIschen Organes hinein. Die Neurofibrillen umspinnen jede Hörzelle und dringen in deren Cytoplasma ein. Der zweite Nervenfortsatz (Neurit) zieht zur Schneckenbasis und dann weiter als N. cochlearis. Mit dem N. vestibularis aus dem Gleichgewichtsorgan bildet er dann den N. stato-acusticus.

Merke:

Knöcherne Schnecke im Felsenbein.
Drei Räume: Scala tympani, Scala vestibuli, Ductus cochlearis.

Ductus cochlearis: schlauchartig, mit Basilarmembran, REISSNERscher Membran und Lig. spirale, aufgehängt an der Lamina spiralis ossea (als knöcherne Leiste rings um die Schnekkenachse).
CORTIsches Organ liegt im Ductus cochlearis auf der Basilarmembran, enthält das Sinnesepithel.
Hör- oder Haarzellen in äußerer und innerer Reihe, von den Dendriten des Ganglion spirale umsponnen.
Stützzellen: Pfeilerzellen, Phalangenzellen, Grenz- und Epithelzellen am Rande. Zahlreiche Interzellularspalten (z.B. Tunnel und NUELscher Raum).
Membrana tectoria: über den Hörzellen schwebend.
Endolymphe im Ductus cochlearis, Perilymphe in den beiden Scalae.

Das Gleichgewichtsorgan

Präparate werden meist nicht vorgelegt! Der Aufbau wird aber oft in den Physiologie-Prüfungen mitgefragt! Zum Gleichgewichtsapparat gehören:

I. Die drei BOGENGÄNGE

Das Sinnesepithel, die CRISTA AMPULLARIS, liegt in buchtenartigen Erweiterungen der Bogengänge (Ampullen). Der Bogengang selbst besteht aus:

1. der knöchernen Wand
2. dem Ductus semicircularis
   Ein bindegewebiger Schlauch (sog. häutiger Bogengang), der mit Bindegewebsfäden innerhalb des knöchernen Bogenganges aufgehängt ist. Im Inneren die hochvisköse ENDOLYMPHE. In den Ampullen enthält er die Cristae ampullares.
3. dem Perilymphraum.
   Es ist der Hohlraum zwischen häutigem und knöchernem Bogengang. Enthält die gering visköse PERILYMPHE.

Der Aufbau einer CRISTA AMPULLARIS wird schematisch durch die Abb. 96 erläutert. Die Bogengänge haben eine sattelartige Verdickung ihrer Wand, die sog. CRISTA. An ihr sind zu unterscheiden:

a) die STÜTZZELLEN

b) die HAARZELLEN

Es sind die eigentlichen Sinneszellen. Sie sitzen im Gerüst der Stützzellen und strecken feine Haarbüschel aus. Über der Crista liegt die CUPULA. Sie ist

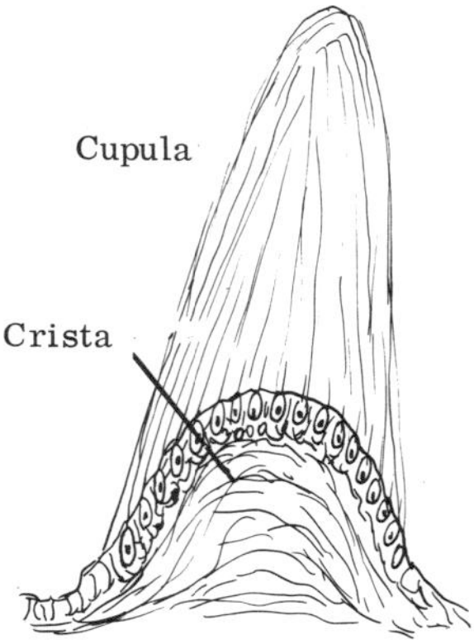

Abb. 96: Schema einer Crista ampullaris

eine gallertige Masse, die die Härchen der Sinneszellen verklebt und der Übertragung von Bewegungen der Endolymphe auf die Sinneshärchen dient (Strömungsrezeptoren).

II. der UTRICULUS und SACCULUS

Sie haben einen ähnlichen Aufbau ihres Sinnesepithels. Es heißt hier MACULA (Macula utriculi, Macula sacculi) und hat statt der Cupula eine gallertige Membran, in die Körnchen aus Calciumcarbonat (STATOLITHEN) eingelagert sind. Man kann diese STATOLITHENMEMBRAN als eine Art besonders dicker, gallertiger Cuticula auffassen. Die Statolithen selbst dienen der Reizung des Sinnesepithels, weil sie von der Schwerkraft angezogen werden (dauernder Berührungs- oder Druckreiz); Mechanoreceptoren!

Die Geschmacksorgane

Die Rezeptoren für die Geschmacksempfindungen sind die GESCHMACKSKNOSPEN. Ihr Vorkommen an den Zungenpapillen (Papillae foliatae, circumvallatae) ist bereits früher beschrieben worden. Auf Präparaten fallen sie als helle, ovale Körperchen in der Epithelschicht auf. Sie bestehen aus:

1. GESCHMACKSZELLEN
   Dünne, langgestreckte Zelle mit einem Stiftchen (GESCHMACKSSTIFTCHEN) am oberen Ende. Im Cytoplasma verzweigen sich die sensiblen Nerven als feines intrazelluläres Netz.

2. MANTEL- oder STÜTZZELLEN
   Sie liegen zwischen den Geschmackszellen als Stützeinrichtungen.

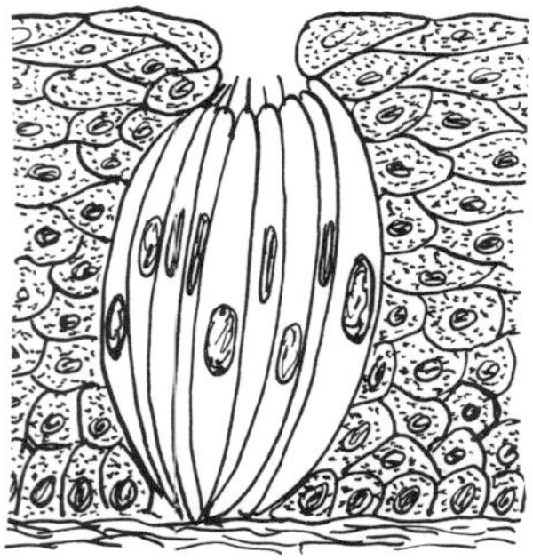

Abb. 97: Geschmacksknospe

Die Geschmacksstiftchen erreichen nicht direkt die Epitheloberfläche, sondern liegen geschützt in einer Einsenkung (sog. GESCHMACKSPORUS).

Die Erkennung am Zungenschleimhautpräparat ist leicht, weil die Geschmacksknospen weniger gut anfärbbar sind als das Epithel und deshalb hell herausstehen. Über das GERUCHSORGAN siehe Seite 51/52.

Sachverzeichnis

AUXILIUM-Repetitorien